마 음 약 방

약을 찾는 사람들과

약 대신 그들의 마음을 살펴보려는

어떤 약사의 이야기

왜 불편한 사람과 식사를 하면 체한 것 같을까?

중요한 시험이 있는 날에 내 장은 왜 협조를 안 할까?

새로운 남자친구를 만난 뒤로 방광염이 잦아진 건 우연일까?

왜 명절을 앞두고 귀에서 소리가 날까?

비대칭인 몸으로 쭉 잘 살아왔는데,

어째서 최근 디스크 염증이 생겼을까?

수면제를 먹는다고 마음의 허전함이 덮어질까?

잘 챙겨 먹는 것 같은데, 그래도 부족한 영양소 결핍이 있는 걸까?

왜 현장 근무 직전에 체크하는 혈압만 높게 측정이 될까?

다들 이 정도는 일하는 것 같은데 왜 나만 주부 습진에 시달릴까?

어깨가 아픈 건 정말 일을 많이 했기 때문에만 그런 걸까?

집안을 전부 소독해버리면 아이가 감기에 걸리지 않을 수 있을까?

도대체 얼마나 더 쉬어야 피곤하다는 느낌이 없어질까?

삶에서 경험하는 내 몸의 증상과

그 의미에 대해 함께 생각해 볼 수 있는 책이 되었으면 합니다.

차례

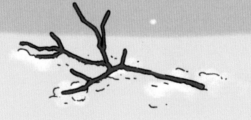

1

약방,
마음이 머무는 곳

약방,
마음이 머무는 곳

약국은 사람과 사람이 서로 마주하는 곳이다. 마음과 마음이 닿는 곳이라고 표현할 수도 있겠다. 자신과 사랑하는 사람들의 몸의 아픔을 해소하고 싶고, 걱정을 덜고 싶어서 약국을 찾아온다. 이 공간에서 수많은 삶이 오고 간다. 나에게 약국은 아픈 마음을 안고 사는 사람들에 대해 더 알게 되는, 앎을 기대할 수 있는 곳이다. 가지런히 진열된 다양한 약품들이 삶의 다양한 이야기를 가진 주인을 기다리고 있다.

"이 약으로 치료가 되는 거 맞나요? 왜 먹을 때만 잠깐 괜찮고 마는 거죠?"

환자분은 왜 약을 먹어도 먹어도 팔의 통증이 완전히 낫질 않는지 궁금해하셨다. 약국에서 근무하다 보면, 이런 질문을 받을 때가 많다. 현대의학이 증상에 주로 초점을 두고 있고, 증상을 제거하는 약에 의존하고 있기 때문에 당연히 가질 수 있는 의문이다. 우리가 친숙하게 접하는 감기약도 사실 직접적인 치료제가 아니다. 감기 증세를 덜어줄 뿐이고, 건강한 우리 몸이 실질적인 치료를 하는 것이다. 이럴 때마다, 나도 다시 물어본다.

"팔의 통증은 언제부터 시작되었나요?"

"예, 원래 제가 생각도 많고, 예민한데요. 이제는 많이 내려놨어요. 다 참기로 했더니 주변 사람들과 관계는 좋아졌는데, 팔이 너무 아픈 거예요. 이 팔만 안 아프면 행복할 것 같아요."

약국에 방문한 사람들의 각자가 처한 상황과 마음은 모두 제각각이다. 어느 것 하나 똑같은 이야기가 없다. 모두 유일하다. 매번 새롭게 펼쳐지는 자리에서 온전히 그 사람의 필요와 마음에 대해 호기심을 가지면, 내가 몰랐던 삶에 대한 통찰을 얻을 수 있었다. 몸의 아픔 너머 그 사람의 마음을 알게 되면서 약사와 환자, 아니 마음약방에 오는 손님들과 나와의 관계에 새로운 의미가 생겨나는 듯했다. 약사로 일하는 나에게 보람이 생겨났다.

흔히들 한 번쯤 경험을 해보았을 것이다. 마음이 계속 불편한 채로 있다가 속이 뒤틀리는 느낌이 들면서 소화가 잘 되지 않거나, 긴장되는 상황에서는 심장이 빨리 뛰고 호흡이 빨라지는 일 말이다. 때로는 화가 너무 나서 몸이 뻣뻣하게 굳어버린 적도 있을 것이다. 우리의 몸과 마음이 어떤 식으로 끊임없이 영향을 주고받는지 관심을 기울이면, 이런 현상을 목격하는 경우가 많다. 그러면, 이런 상황에서 우리는 어떻게 해야 할까? 어떻게 해야 몸으로 표현하는 나의 어려움에 대해서 더 좋은 해법을 찾을 수 있을까?

아픔은 삶을 전반적으로 점검해 볼 수 있는 기회가 될 수 있다. 마음은 그 사람의 삶의 이야기를 담고 있고, 사람이 병들거나 죽는 것에 마음이 관여하지 않을 수 없기 때문이다. 단순히 몸이 아픈 것이 아니라 그 사람이 아픈 것이다. 자기가 원하는 것을 모른 채 누군가의 결정에 휘둘릴 때, 도전과 안녕 속에서 갈등을 겪으며 일상의 애매한 상황을 견뎌야 할 때, 다른 사람의 시선이 의식되어 내 마음을 억누르게 될 때, 강렬하고 복잡한 느낌을 설명할 수가 없어 혼자 삭혀야만 할 때, 나의 믿음과 반대되는 세상이 너무 거대해 보여 외롭고 무기력해질 때, 내가 여기서 무엇을 하며 지내는 누구인지 스스로 알 수 없을 때, 우리의 마음은 아파져 간다.

겉으로 아무렇지 않은 척 견뎌보고, 상처받은 마음을 무시하며 덮어두기도 하지만, 그 아픔 자체가 없던 일이 되진 않는다. 몸과 마음이 힘든 줄도 모르고, 누구에게도 알리지 못한 채, 혼자 견뎌내야 하는 이야기들이 저마다 있을 것이다. 차마 인정하기 어렵고, 굳이 말로 표현하지 못했던 그런 충격과 고통이 때때로 몸을 통해 드러나기도 한다. 어쩌면 감당이 어려워 누군가에게 도움을 청하고 싶은 것일지도 모른다.

복합적인 문제로 인해 몸의 아픔이 나타날 때, 많은 경우 약을 찾게 된다. 약은 생리적으로 드러나는 혼란스러운 증상들을 잠시 잠재우게 한다. 하지만 아픔의 더 근본적인 원인을 파악하거나, 몸이 스스로 조절하고 균형을 찾을 수 있게 하는 장기적인 이득을 놓칠 수도 있다. 특히 신경계와 호르몬에 작용하는 향정신성 약물의 경우, 환자 개인의 행동을 완화 또는 진정시키는 효과는 있지만, 그 환자가 스스로 자기 삶에 대해 성찰하거나 자기 삶에 참여하고자 하는 의욕은 떨어뜨린다. 아픔의 문제는 겉으로는 해결되는 듯하지만, 점점 더 복잡하고 어려워지기 시작한다. 분명 약은 아픔에 대한 손쉬운 해법이다. 하지만, 이런 선택에 따라 우리가 지불해야 하는 추가 비용은 예상하는 것 이상으로 크다.

우리는 '스트레스는 만병의 근원'이라며 마음이 몸을 통해 아픔을 드러낸다는 것을 인정하곤 한다. 하지만 그렇게 표현하면서도, 정작 보건의료계 종사자들은 측정할 수 없는 마음을 어떻게 다루어야 할지 난감해한다. 아니, 대부분의 치료과정에서 환자의 마음속 이야기는 무시되기 마련이다. 마음과 몸을 분리하여 오로지 몸의 아픔에 대해서만 책임을 지고자 하는 현실인 것이다. 의학의 발전 과정에서 아쉬움이 크게 남는 대목이다. 이 책을 읽으시는 분들도 자기 마음을 읽어보는 것으로 실제 몸의 아픔들이 덜어지는 경험을 하실 수 있으면 좋겠다. 몸의 아픔을 더 나아지게 하기 위해 스스로 필요한 변화를 발견해 내실 수 있었으면 하는 바람이다.

나는 나의 마음의 문제, 마음의 아픔을 풀어나갔던 나의 이야기부터 출발해 보고자 한다. 이어지는 2장은 그에 대한 세부적인 서사이다. 그리고 WPI 상담을 통해 자신의 마음을 조금씩 읽게 되면서, 약사의 일이 단순히 약을 파는 일이 아니라는 것을 더욱더 잘 알게 되었다. 약사는 몸과 마음이 아픈 사람들에게 필요한 약을 제공하는 사람이지만, 무엇보다 환자의 마음을 가장 잘 읽어줄 수 있는 귀중한 역할을 하는 사람이라는 새로운 사실을 알게 된 것이다. 3장은 약국에서 그런 배움을 실천한 기록들이다. 매 순간 진심을 다하려 애써보았는데, 그러한 시도의 가장 큰 수혜자는 바로 이런 활동을 했던 나 자신이었던 것 같다. '아는 것이 힘이다'라는 말을 이렇게 풀어볼 수도 있을 것 같다. '**나의 마음을 아는 것**이 곧 **나의 삶을 살아내는 힘**이다'. 자기 마음을 읽고 돌보며 표현하는 삶을 살고자 하는 모든 분께 응원을 드린다.

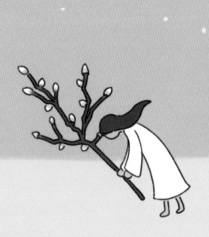

2

마음의 약을 찾아서

마음의 약을
찾아 헤매던 약대생

상담에 들어가기 일주일 전부터 나는 무척 긴장해 있었다. 나의 모든 것을 도마 위에 올려놓겠다는 심정으로 마음을 굳게 먹었다. 오랫동안 지속된 혼란과 방황에 대한 정체를 밝히고, 과연 나는 새롭게 변화의 발을 뗄 수 있을까. 지난 17년여의 세월을 이미 사연으로 적어서 제출한 상태였다. 상담실에서 처음 마주한 그에게는 담대함과 편안함이 동시에 느껴졌다. 마치 아무것도 읽지 못했다는 듯이 능청스럽게 여유를 보이며 질문을 던지는 그와 달리, 나는 말을 꺼내면서도 중간중간 혼란스러움에 머뭇거렸다.

"어떤 일로 상담을 받으실 생각을 하셨어요?"

"저에게 문제가 있는데, 그걸… 어떻게 해결을… 못하고….”

"본인에게 무슨 문제가 있어요? 본인이 생각하는 문제와 실제 문제가 같은지 다른지 한번 살펴봅시다."

왜 공허하게 쳇바퀴만 돌고 있는 것 같은지, 언제까지 약사라는 타이틀로부터 도망갈 수 있는지, 이대로 삶이 끝나지 않으려면 무엇을 해야 하는지, 나는 스스로 파악하기를 거의 포기하고 있었다. 나의 선택을 합리화하기 위한 그물망에 갇혀, 나의 상황과 마음의 내용들을 다른 관점과 다른 차원에서 볼 수가 없었다. 나에게는 나를 이길 수 있는 사람, 나를 납득시킬 수 있는 사람, 내가 믿고 있던 것들을 내려놓고 기꺼이 따를 수 있을 사람이 필요했다.

"제가 왜… 자꾸 회피하려고 하는 거죠?"

"약사라는 게, 본인 삶의 결과물로 받아들여지니까, 본인은 그게 편하지 않나 봐요."

그 순간 '약사'라는 단어와 함께 묻어둔 온갖 감정들이 한꺼번에 나를 덮치는 것을 느꼈다. 나에게 약사 면허증은 떼어내고 갈기갈기 찢어서 다신 열 수 없는 상자에 넣어 지구 내핵까지 파묻어 버리고 싶은 것이었다. 동시에 그것만이 나의 학창 시절 동안의 유일한 성과물이었고, 꿩 대신 닭이었을 망정 엄마에게 위안이 되었으며, 또한 그것을 통해서 나를 적당히 포장할 수 있었다. 원하는 사람과의 결혼에 보탬이 되었을 것 같고, 효율적으로 돈을 벌 수 있는 수단으로 여겨지기도 했다.

나에게 약대에 간 것은 마치 모든 비극의 결정판인 듯 여겨졌었다. 불확실한 인생이 두렵고 나의 마음을 믿지 못해서 행했던 비겁하고 방어적인 선택이었다. 의대에 가지 못한 무능의 증표이기도 했고, 차마 스스로 벗겨낼 수도 없는 끔찍한 가면처럼 생각하기도 했다. 약사가 되기 전까지 겪었던 삶의 시간—뇌출혈로 쓰러진 아빠, 아빠의 참담한 죽음, 엄마의 재혼, 잇따른 친척들의 죽음과 단절, 무모하게 지속했던 수험생활, 의대 진학의 실패, 외로운 타지 생활, 갈가리 찢기던 마음, 친하게 지내던 언니의 자살, 미약한 시도들과 좌절, 열등감, 소외감, 잔뜩 위축된 채 자학적으로 보낸 시간—에 대해 나에게는 그 원인과 결과가 약사 면허증인 것만 같았다.

　약대에 원서를 넣던 날, 나는 컴퓨터 의자 밑으로 기어들어 가 맨바닥에서 잠을 잤다. 수험기간 동안 아빠를 잃었던 그 집에서 눈물로 바닥을 비비며 잠이 들었다. 약대에 합격한 후, 새아버지께서는 부산까지 운전해서 짐을 옮겨 주셨다. 기숙사로 들어가서 옷가지를 정리했다. 나는 그 모든 것들이 싫었다. 화학 물질도, 가족도, 전공도, 낯선 기숙사도 전부 다 싫었다. 나는 부산 밤바다 속에 잠겨 다시는 나오지 않는 나를 끊임없이 상상하며 지냈다.

살아야겠다고 생각했다. 탈출해야 한다고 생각해서 휴학 과정을 알아봤다. 특정한 사유가 없으면 첫 학기에는 휴학이 되지 않는다는 사실을 확인하고 정신과 병원을 찾아갔다. 나는 우울증이 심각하니, 휴학해야 한다고 주장하며 의사를 붙들고 묻기 시작했다.

"선생님은 인생이 살 만한 가치가 있다고 생각하세요?"

"그건 지금 우울증에 빠진 상태에서 드는 생각이니까, 일단 약을 먹고, 병이 낫고 나서 생각할 문제예요."

의미도 이름도 모를 보름치 약을 한 움큼 받고 돌아와서, 망설이다가 모두 버렸다. 나는 그렇게 생각하지 않았다. 나의 이 감정은 약을 먹어서 치료되어야 할 것이 아니라, 삶의 의미를 찾고 알아가야 할 종류의 것이라고 믿었다. 그렇게 나는 서울로 돌아왔다. 휴학은 1년 간만 가능했고, 나는 그 1년의 유예기간 동안, 지친 나를 추스르고 살아갈 용기를 가질 수 있길 바랐다. 내가 길을 스스로 찾고, 원치 않는 학과를 과감히 자퇴하고, 나에게 의미 있는 삶의 방향을 선택할 수 있는 내가 되기를 원했다.

당시에 나는 이상한 광기와 무기력과 불안에 휘감겨 있었다. 책들 속에서 인생이 무엇인지, 인간이 무엇인지, 내 마음이 왜 이런 것인지 단서가 될 만한 글귀들을 찾기 위해 애를 쓰며 지냈던 것 같다. 그러면서도 나는 이 고통과 불안을 그저 즐기고 있는 것인지, 무엇을 해내겠다는 것인지 헷갈렸다. 내가 하려는 것들이 꼭 약대를 자퇴하고 다른 무엇을 선택해야 하는 문제도 아닌 것 같았다. 어떻게 해야 할지 모르는 막막함과 외로움 속에서 하루하루를 보내고 빈둥빈둥 해를 넘긴 채, 시간에 끌려오듯 복학했다. 아무것도 달라지지 않은 채로, 그런 스스로를 경멸하며 학교에 다녔다.

당시 4년제였던 약대는, 교양 과목들을 둘러볼 여력이 별로 없었다. 1학년 때부터 바로 전공 수업이 시작됐으며, 약대 건물 안에서 거의 하루를 보내는 고등학교 생활의 연장 같았다. 나의 마음은 계속해서 혼란과 무기력의 극단을 달렸다. 이런 화학구조들과 생리학적 지식이 건강한 삶을 유지할 수 있게 해준다는 것에 의문이 들었다. 마음의 병이 깊어 극단적인 선택을 해버린다면, 이런 것들이 다 무슨 의미가 있을까 싶었다. 게다가 약대는 졸업 논문을 쓸 필요도 없었고, 학점이 엉망이더라도 약사고시에 합격하면 면허증은 받을 수 있었기에, 학업에 대해서는 멀찌감치 미뤄둘 수 있었다.

나는 전공 교과서를 사는 것조차 돈이 아까워 도서관에서 빌려서 수업을 듣거나, 여의찮으면 같은 과 친한 언니의 책을 함께 봤다. 분명 대학생이었지만, 나의 마음은 내가 이 대학을 그만둘 수 있을지, 그렇지 못할지, 마음속을 헤매느라 대학생다운 시간은 보내지 못했던 것 같다. 나는 내가 현실적인 계산으로 한평생 면허증 하나 믿고 편하게 생활하며 살려고 이 전공을 택한 것만 같아서 수치스러웠다. 또 그렇게 보일 것이 싫었다. 그리고 뚜렷하게 자기 목표를 가지고 약대에 준비해서 수시로 온 후배들을 보며, 수능을 두세 번 더 보고도 의대에 가지 못했으면서도 스스로에게조차 여기에 왜 있는지 설명할 수 없었던 나를 조롱하고 있었다.

당시 내가 다니던 대학의 약대 건물은 산비탈의 가장 높은 곳에 있었다. 그야말로 매일 시지포스가 돌을 지고 올라가는 형국이었다. 꼭대기에 올라가고 나면, 거칠고 짓궂은 부산 바람이 극성이었다. 그리고 창밖에는 바다, 나를 내던지고 새로움을 얻을 수 있을 것 같은 그런 바다가 보였다.

당시 남자친구는 대구 쪽 근무처 발령이 났었는데, 나는 겉도는 생활이 무의미하고 외로워 아예 그 지역에 자취방을 얻어버렸다. 새벽 6시에 무궁화호를 타고 9시쯤 부산역에 도착해서, 1시간 정도 버스를 더 탔다. 그렇게 4시간을 이동해서 10시 수업을 들을 수 있었다. 소금기 어린 짭짤한 부산의 공기를 마시며 수업을 듣고, 다시 4시간 걸려 집으로 돌아오는 생활을 하기도 했다. 그날 공부할 내용이나 과제가 있으면 열차 식당 칸에 앉아서 창밖의 풍경을 바라보며 그럭저럭 진행했다. 그렇게 주말에 연인의 품에서 쉴 수 있는 시간에만 의미를 두며, 나는 마지막 4학년 약시생이 될 때까지 왕복 8시간의 장거리 통학을 하기도 했다.

약시는 12과목을 과락 없이 통과해야 하는 시험이다. 그렇게 방황하던 나에게 졸업을 늦추는 것은 더더욱 끔찍한 일이었기에, 꼭 한 번에 통과해야만 했다. 세 번 정도 사이클을 돌리면 된다는 선배들의 조언에 따라 5월경에 시작을 했다. 수능처럼 만점을 목표로 공부하면 도저히 12개의 전공과목을 세 번씩 볼 수가 없기에, 꼼꼼하게 공부하던 습관을 버려야 하는 희한한 경험이었다. 여기저기서 탄식이 새어 나왔다. 시험에 출제된다고 정보를 제공받아도, 과락의 위험이 없는 과목이라면 도저히 눈길한번 줄 수도 없는 신기한 경험을 하기도 했다. 그렇게 대학 내내 마음을 다른 곳에 두던 나는, 약시도 번갯불에 콩 굽듯, 떠밀리고 떠밀려서 대충 치렀다.

시험 날 시간이 다 되어 답안지를 제출하고 뒤를 돌아봤을 때, 늘 함께 지내던 언니가 아직 답안지를 내지 못하고 붙잡고 있는 모습이 보였다. 중간에 막힌 문제를 넘기지 못하고, 불안이 증폭된 나머지 문제를 다 풀지 못한 것이다. 감독관은 거둬들인 답안지들을 그대로 들고 시험장을 떠나려 하고 있었다. 눈물을 흘리며 어쩔 줄 몰라하는 언니에게 서둘러 감독관이 들고 있는 답안지 더미 위에 언니의 답안지를 일단 올려놓으라고 했다. 하지만 감독관은 그것을 받아주지 않았고, 상황은 완전히 엉망으로 흘러가고 있었다. 그 당시 언니를 둘러싼 환경이 언니에게는 꼭 합격해야만 하는 상황이었기에, 반드시 붙어야만 했다. 내가 그때 그렇게 제안하지 않고, 언니의 자연스러운 마음을 따랐다면 상황이 달라질 수 있었을까. 이후 이어졌던 언니의 아픔을 막을 수 있었을까.

　그렇게 나는 언니를 두고, 혼자 약시를 통과했다.

약에 대한 믿음이 없던
가짜 전문가

언니와 줄곧 함께했는데, 지옥을 혼자서만 벗어난 것 같았다. 그런 내가 몹시도 미웠던 나는, 엄마에게 잘해야 한다는 것에 명분을 두고 약사 생활을 시작했다. 엄마를 고생시킨 보답을 해야 한다고 믿으며 비교적 많은 돈을 벌 수 있는 곳에서 엄마의 계좌로 월급을 받았다. 새아버지와 어떻게 지내야 할지 여전히 낯설고 어려웠다. 그래도 독립하기보다는 엄마의 주위를 맴돌고 싶었던 것 같다. 그렇게 집에 머물 수 있되, 그 시간은 줄일 수 있도록 서울에서 천안으로 약국 출퇴근 동선을 짰다.

내가 다녔던 첫 약국의 국장님은 반듯하고, 진솔한 분이셨다. 신뢰감을 주는 목소리가 특히 매력적이었다. 나에게는 상사를 인격적으로 존경할 수 있어야 한다는 점이 중요했다. 국장님의 솔직함과 적극성은 나에게 큰 호감을 주었고, 본받고 싶은 점이 많았다. 하지만 그렇게 약국에서 일을 시작한 나는, 곧 매일 매일 두렵고 울고 싶어졌다. 학교에 다니는 동안 공부를 제대로 안 했다는 자격지심이 계속 들었다.

서울에서 천안으로 출퇴근하는 고속버스에서 꾸벅꾸벅 졸면서 미친 듯이 실무 강의를 신청해 들었다. 그날 모아 온 인서트지를 보며 나만의 복약지도를 만들어 보려고 애썼지만, 크게 소용이 없었고, 머릿속에 잘 들어오지 않았다. 이미 2년여 정도를 근무하고 있던 직원들이 나보다 훨씬 더 많은 것을 알고 있는 것 같았다. 공부도 제대로 안 한 가짜 전문가 주제에 가운을 입고, 믿지도 않는 이야기를 그들 앞에서 내뱉는다는 것이 괴로웠다.

같은 시간, 비슷한 노동 강도로 근무하면서 나는 가운을 입고 돈도 그들보다 몇 배를 받고 있었다. 한 직원분은 백만 원이 안 되는 월급을 받고 있었는데, 40만 원의 월세와 10만 원의 통신 요금 등의 고정 지출로 생활하고 있었다. 나는 그런 현실의 세상이 잘 이해되지 않았던 것 같다. 그냥 내가 그곳에 그런 형태로 존재한다는 것 자체가 무언가 잘못된 것만 같았다. 당장 나는 사람들 앞에서 한마디도 제대로 못 해서 버벅거리고 있는데, 나보다 경력도 많고 능숙한 그들과 면허증 유무에 따라 대우가 다르다는 것이 이상하고 죄스러웠다. 그러면서도 동시에 다행스럽다는 마음도 있었고, 나는 그런 내가 또 싫었다.

또래인 직원들과 친하게 지내고 싶으면서도 잘 되지 않았다. 받는 돈만큼 몇 배는 더 잘하고 알아야 한다고 생각할수록 나는 더 형편없었고, 상황도 이상하게 꼬여갔다. 약국에서 필요한 나의 역할이 무엇인지 제대로 파악하며 적응하지 못했고, 동질감을 느끼고 싶으면서도 위화감에 시달렸다. 그들보다 못하다는 열등감을 느끼면서도, 때때로 나를 보호하고 차별성을 확인해야 한다고 생각하며 공격적인 충동을 느끼기도 했다. 그런 와중에 하루하루 답답한 나의 행태와 실수가 이어졌고, 신경전이 계속됐다. 내가 이곳에서 빠져줘야 하는 것은 아닐까 하는 생각을 수없이 했지만, 약사를 구하기 힘든 지역이라 결국 직원들이 그만두는 결과가 이어졌다. 아끼던 직원들이라 마음 여린 국장님이 많이, 많이 우셨다.

그런 이후라면 더 잘해야 했는데, 그러질 못했다. 화학약품과 의료시스템에 대한 비호감이 여전했다. 정말 이걸 먹으면 좋아질까? 이런 것까지 굳이 먹어야 하나? 이 사람들은 왜 똑같은 약을 계속 받아 갈까? 병을 고친답시고 약을 먹다가 부작용에 더 몸이 망가지는 건 아닐까? 이 약이 이렇다고 적혀는 있는데, 내가 직접 실험해서 확인해 본 것도 아닌데, 정말 그럴까? 그냥 제약회사를 믿고 권해야 하는 걸까? 나는 언제까지 똑같은 말을 앵무새처럼 반복해야 할까? 하는 의문들에 시달렸다.

일요일도 알바를 구해 휴일 없이 일하며, 장거리를 오가는 것에 점점 지쳐갔다. 엄마에게 더 많은 돈을 벌어서 드리고 싶다는 마음도, 약국 일에서 의미를 찾지 못하자 점점 희미해져 가고 있었다. 그렇다고 그만두기엔, 오래 믿고 일하던 직원들까지 내보내며 나를 남겨둔 국장님께 면목이 없었다. 또다시 대학에 다니던 시절처럼 남자친구에게 의존하던 패턴이 이어졌다. 나는 너무나 쉬고 싶었고, 아이를 낳아 기르고 싶었다. 과거 아이를 포기했던 슬픈 경험을 회복하고 싶었고, 새아버지를 아이의 외할아버지라는 의미로 새롭게 대하고 싶었다. 처음부터 원해본 적이 없는 약사 가운을 벗어던질 수 있는 완전히 새로운 판이 필요했다. 그렇게 결혼과 출산, 육아를 이어가며, 나는 가정으로 완전히 숨어버렸다.

잃어버린 마음을 찾고
시작된 변화

내가 원한 새로운 가족이었기에 가능한 한 책임을 다하고, 관계에 성실해지고 싶었다. 나의 욕구는 최대한 내려놓고, 오로지 의무를 소홀히 하지 않으려 애쓰며 지냈다. 나는 약학이라는 전공을 부정하며 대학 졸업자라는 인식조차 기피했다. 그저 아이가 만족할만한 착한 엄마가 되기 위해서만 사는 것 같았다. 육아는 찾아볼수록 강박이 심해지고, 노력할수록 죄책감이 더해졌다. 그렇게 세상에 대한 자발적인 도전들은 완전히 위축되고 있었다.

그러던 중 「김어준의 파파이스」를 보다가 황상민 박사님을 알게 되었다. 이상한 사람이었다. 찜찜하지만 모두가 모르는 척 동조하고 있던 것에 대해, 그는 공개적으로 의문을 던졌다. 나는 살짝 충격을 받은 채, 어떤 상황이 이어지는지 조용히 숨죽

여 지켜봤다. 그 방송에서 나는 매우 깊은 인상을 받았다. 저 사람이라면, 저런 사람이라면, 내 마음의 혼탁한 것들을 명확하게 가려내 주고, 내가 겪는 어려움의 정체를 밝혀줄 수 있을지도 모른다. 그런 기대를 조금씩 쌓아가며 그의 팟캐스트를 찾아 듣기 시작했다. 그가 풍요로운 내면세계를 나눠준 덕분에, 나는 군색한 일상에서 정신적 허기를 채울 수 있었다.

  '나도… 분명 어떤 사회적 존재가 되고 싶었는데…. 어딘가 지적인 존재가 되고 싶었고, 기꺼이 몰입할 수 있는 원하는 전공 분야를 갖고 싶었는데… 어릴 때부터 실현하라고 들어왔던 내 자아는 이게 다였던 걸까…"

  그의 방송에서 다양한 사람이 처한 제각각 다른 삶의 문제와 마음 이야기를 들으며, 나의 마음도 살펴보기 시작했다. 그리고 아이가 상급학교에 진학하게 될 때의 모습, 10년 뒤 나의 모습 등을 그려보았다. 미래의 내가 지금의 나를 너무나도 원망하고, 미워할 것 같은 그런 마음이었다. 일단 나에 대해서 조금 더 알고 싶다는 마음으로, 그리고 그의 지혜와 선명함이 마냥 좋아서, 용기를 내어 차례차례 WPI 워크숍 과정을 밟아갔다.

  WPI는 황상민 박사님이 개발한 개인의 성격과 생활양식에 대한 검사이다. 다섯 개의 성격 유형과 다섯 개의 삶의 가치를 대응시켜 현재 그 사람의 마음의 패턴을 파악한다. '내가 어떤 사람인지' 뿐만 아니라, '내가 어떻게 살고 있는지'가 함께 표현된다. 그렇기 때문에 한 사람이 자기 특성대로 살지 못할 때 경험하는 마음의 아픔을, 그대로 눈으로 확인할 수 있다.

또한 그 사람의 특성을 통해 어떤 삶의 상황들을 마주하는지, 어떤 관계 패턴들을 만들어 나가는지에 대한 통찰을 제공한다. 한마디로, 내가 왜 이렇게 살아왔고, 왜 이런 상황에 부닥치게 됐는지, 나와 나의 삶에 대해서 정확하고 분명하게 이해할 수 있게 한다. 게다가 MBTI와 에니어그램과 달리, 한국 사회 내에서 사는 사람들의 심리에 알맞게 고안되었기에 특히 정확도와 활용도가 높다.

또한 WPI 심리상담은, 특정한 사람이 구체적으로 믿고 있는 내용을 면밀히 살펴보는 과정이다. 어떤 믿음에 기반해서 그런 생각과 행동을 보이고 있는지 함께 마음을 읽어본다. 그리고 그 믿음을 바탕으로 한 추론을 통해 과거와 현재, 미래에 대한 가설을 세워보는 것이 가능해진다. 나는 과연 내가 원하는 것을 이룰 수 있는 믿음을 가졌는지 확인함으로써, 내가 원하는 것이 이루어질 실현 가능성을 점검해 보는 것이다.

이를 통해 스스로 나 자신이 어떤 사람이라고 믿고 있는지, 내가 무엇을 원한다고 믿고 있는지, 내가 살고 있는 세상이 어떻다고 믿고 있는지 세세한 내용을 확인해 나간다. 그럼으로써 어떤 믿음들로 인해서 발전을 꿈꾸면서도 머무르게 되는지, 어떤 믿음들이 충돌하여 마음을 아프게 하는 것인지 면밀히 살핀다. 자기의 마음이 아프고 힘들다는 것이 구체적으로 무엇을 뜻하고, 그 정도가 얼마나 심각한지 WPI 검사와 상담을 통해 확인할 수 있다. 그리하여 마음의 갈등 양상이 충분히 파악되지 못해 몸까지 아프던 상황을 스스로 돌볼 수 있게 된다.

다시 상담 장면으로 돌아와, 상담을 시작한 그날 나는 황상민 박사님과 함께 나를 덧씌우고 있었던 비늘을 하나씩 하나씩 떼어 내었다. 숨을 쉬지 못하게 갑갑함을 주던 것이 무엇이었는지, 정확하게 톡톡 건드려졌다. 경중을 가리지 못하고 온갖 것을 끌어안은 채 헷갈려 하던 나에게, 다루어져야 할 것이 무엇이고, 어떤 것이 핵심이었는지 선별해 주었다.

"누구도 '약사'라는 게 그동안 그런 굴레로 작용했을 거라는 것을 몰랐을 거 아니에요."

내 상황에 대한 깊은 분석과 나의 마음을 낱낱이 펼쳐 본 끝에 받는 공감은, 막연한 정서적인 공감과는 차원이 달랐다. 나를 사랑하던 사람들이 건네주었던 공감이, 나의 단단한 껍질 때문에 포근한 담요나 난로와 같았다면, 마음을 속속들이 파헤치고 정리한 후의 공감은 마치 따뜻한 물에 맨몸을 담그고 나서 갓 지은 뜨끈한 밥을 먹는 것과 같았다.

나는 약사 일을 하면서 얻을 수 있는 이득들을 외면하는 것에 대해, 주변 사람들에게 은연중에 죄책감을 느끼고 있었다. 아무도 나에게 직접적으로 약사 일을 다시 하라고 강요하지 않았지만, 나는 늘 쫓기며 불안해하고 있었다. 아이를 낳고, 키우고, 아이들을 방패 삼아 뒤로 숨었다. 남편이 넷째 아이를 원했다면 나는 어쩌면 십 년은 더 숨어 지냈을지 모른다. 나조차 알아채지 못하고, 스스로 속을 수 있게끔 정교하게 만들어 놓은 그물망을 처음으로 온전히 걷어 준 상담이었다.

그렇게 상담실을 나오고, 상담 녹음 파일을 반복해 들었다. 더 이상 아무런 책도, 아무런 영화도 보고 싶지 않았다. 모두 다 남의 이야기일 뿐이었다. 나에게는 이제 내가 이해해야 할 나의 이야기가 있었다. 그리고 며칠 뒤 나에겐 이상한 일들이 일어나기 시작했다. 아마도 누군가는 정신과 약 복용을 중단했을 때, 이와 비슷한 감각의 기복을 경험할지도 모르겠다. 억눌려 있던 마음이 자유로워지면서 몸의 움직임도 따라서 해방되는 것 같았다.

다리 끝에서부터 설명하기 어려운 느낌에 휘감기기 시작했다. 혼란스럽던 마음의 문제를 풀지 못해 무기력감에 빠져있던 신체의 감각이 깨어나는 느낌이었다. 온몸에 활기와 에너지가 돌았다. 유모차를 끌거나 비를 맞으며 몇 시간씩 걸어도 기운이 넘쳐

마냥 더 걷고 싶었다. 잠이 깬 새벽에도 나는 그 자리에 가만히 누워있지 못하고 답답해하며 근처의 높은 공원을 오르내렸다.

　아마도 내가 나의 아픈 마음을 혼자 들여다보기 두려워하며, 스스로 가두고 지냈던 시간이 그만큼 길었기에 변화의 진폭이 더 크게 느껴졌을 수도 있을 것 같다. 걷고 또 걸으면서, 내가 무엇을 해야 하는지, 무엇을 할 수 있는지 끊임없이 생각했다. 상담을 통해 모든 게 명확해지고 난 후에, 나는 마치 새로운 생명을 얻은 것만 같았다. 자기의 마음을 확인한다는 것이 바로 이렇게 마음에 생기를 불러일으키고, 그게 곧 삶을 살아내는 동력으로 이어진다는 것을 절절히 실감하는 시간이었다.

　약국 근무를 다시 알아보기 시작했다. 그와 보낸 상담실에서의 시간을 더 값지게 승화시키고 싶었다. 졸업 후 맨 처음 약국에 출근했을 때와 상황은 크게 다르지 않았다. 근 10년 가까이 되는 시간 동안 나는 약에 관해서는 조금도 관심을 두지 않았기에, 덩치만 큰 새내기 약사가 되어 있었다. 처방전을 전혀 이해하지 못했고, 약이라는 물질 자체가 낯설었으며, 찾는 것도 더뎠다. 하지만 나는 더 이상 갓 졸업한 새내기가 아니었고, 이전처럼 믿고 의지할 선배 국장님이 계신 것도 아니었다. 나보다 한참 어린 사람에게 고용되어 눈치껏 나잇값을 해야 하는 처지였다. 맨살로 벌거벗은 채 세상을 돌아다니는 것 같아 두려움에 온몸이 벌벌 떨리기도 했다.

출렁이는 강을 건너며 흔들리는 배의 돛대를 부여잡듯, 황상민 박사님의 유튜브 방송과 강의를 들으며 받아 적었다. 낯선 사람들을 마주하며 겪는 두려움과 불안은, WPI 검사와「황심소」방송을 통해 배운 인간의 마음과 성격에 대한 이해들이 정말 큰 도움이 되었다. 그래도 약국에서 무얼 해야 할지 몰라 초조해질 때면, 내 마음을 수첩에 적으며 달랬다. 근무 시간을 무사히 마칠 때면, 내담자로서의 내 성장을 칭찬했다. 그렇게 6개월 뒤에 약속된 다음 상담 회기를 기다리며 나는 서서히 적응해 나갔다.

생리적 구조와 물질로 아픔을 이해하던 약대 커리큘럼과 현대 의료적 상황에 마음을 주지 못하던 나는, 비로소 내가 진짜 믿고 있던 것을 마주한 것만 같았다. 지식의 권위를 무작정 옮기는 것이 아니라, 약국에서 사람들과 삶과 마음에 대해 살펴보는 것이 흥미로웠다. 실제 약국에서 근무하며 확인해 본 몸과 마음의 연관성은 놀라웠다. 때로는 사람들의 마음의 문제를 살펴보고, 아픔을 들여다보는 것이, 약을 건네주는 것보다 더 실질적인 도움이라 여겨질 때도 많았다. 종이에 적힌 죽은 지식이 아니라, 살아있는 생생한 삶의 현장 그 자체였다.

약물 요법을 별로 선호하지 않았기에 약사이면서도 약에 대한 거부감을 가져왔던 나였다. 조제하는 기계가 되어 수동적으로 처방 약을 건네주고, 영양제를 권해야 하는 상황을 어색해하고 혼란스러워하던 나였다. 제약회사가 설명해 주는 것들을 무분별하게 다 받아들이려고 했었다.

하지만 나의 마음을 확인하고 실천할 수 있게 되자, 사람들을 대하는 것이 훨씬 분명해졌다. 안정된 나의 마음으로 상대의 마음에 맞춰, 몸의 약과 마음의 약을 함께 전해드릴 수 있게 된 것이다. 두 배움의 경험을 통합시킬 수 있어 즐거웠다. 사람들의 마음을 중심에 놓으면서 좀 더 겸손하고, 진정성 있으며, 또 다정한 내가 되어 갈 수 있다는 희망에 부풀었다. 약국에 들르시는 한 분 한 분, 삶과 마음 그리고 아픔에 대해 귀한 경험을 나눠주시는 스승들 같았다. 이제 그 기록을 함께 나누려 한다.

3

마음약방 이야기

겨우내 죽은 줄 알았는데
조용히 꽃이 핀다.
다른 봄꽃과 어울리지 못해도
여전히 춥고 눈송이가 내려앉아도
소박하게 향을 전한다.

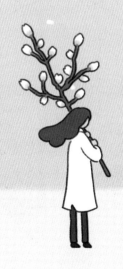

약
배달 왔어요!

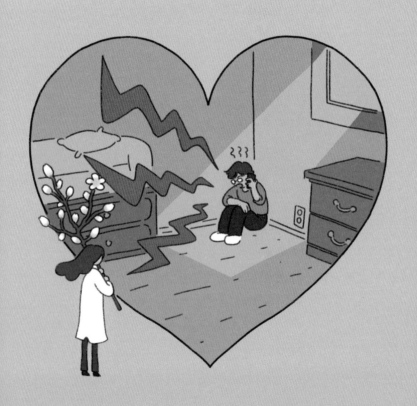

코로나19 비대면 진료 시절 이야기이다. 진료가 끝나면 병원의 간호사 선생님이 처방전에 환자의 전화번호를 적어서 가져다주신다. 그러면 약국에서 조제 후 환자에게 연락해서 택배로 보내거나, 환자의 지인이 대신 받아 가면 된다. 코로나19 확산을 막기 위해, 확진 판정을 받은 사람들은 집에 격리되어 있어야 한다는 논리로 이루어졌던 서비스다.

"약사님, 이 사람 좀 이상해. 막 욕하고 난리 났어. 약사님이 전화하지 말고, 이따가 국장님 오시면 하라 그래. 상대하지 마."

평소 나를 좋게 봐주셨던 간호사 선생님이 내가 곤욕스러움을 겪지 않도록 위하고자 해 주시는 말이다. 간호사 선생님은 이미 불쾌감으로 몸서리치고 계셨다. 예민한 이분의 신경을 곤두서게 했을 그 사람. WPI를 배운 나로서는 벌어지고 있는 상황과 주위 사람들의 반응을 보며, 전화기 너머의 인물이 낭만적인 감성을 가지고 있고, 규범 수준이 높은 행동 양식을 보이는 사람일 거라고 예상을 해볼 수 있었다.

감각이 날카롭고, 예민한 사람. 주변에 영향을 쉽게 받는 섬세한 특성을 지니고 있으며, 그로 인한 감정 기복이 크다. 또 그런 자신의 정서적 반응을 중요하게 여긴다. 하지만 그렇게 몽글하기도 하고, 때론 매섭기도 한 드라마틱한 감성을 방어하기 위한 것일까? 이상적으로 여기는 기준에 자신을 맞추려 애쓰기도 하고, 학습해 온 사회적 믿음들을 타인에게 강요하기도 하는 사람들이기도 하다. 자신이 존중받지 못할까 봐 두려워하며 과도한 긴장감을 가지고 살아가기도 한다.

우리가 흔히 언론에서 접하는 조현병 환자라고 불리는 사람들은 대체로 이런 사람들일 수 있다. 자신의 감정을 누구에게도 공감받지 못할 때, 억압적이고 긴장된 환경에 오래 머무를 때, 아무도 자신을 소중히 여겨주지 않을 때, 마음이 여린 그들은 더더욱 자신을 방어하기 위해서 환상 속으로 도망친다.

다른 사람들은 들리지 않는 소리에 사로잡히기도 하고, 불안한 마음이 눈앞의 어떤 형체로 인식되기도 한다. 잔뜩 날카로워진 감각으로 사소한 것에서 단서를 잡아, 자신만이 이해할 수 있는 상황으로 해석을 하기도 한다. 환청, 환시, 망상이라고 불리는 것들이다.

조현병(Schizophrenia)의 이전 이름은 '정신분열증'이다. 스키조프레니아의 어원은 '마음이 나뉘었다'는 뜻이다. 그래서 정신이 분열됐다고 이름 붙여진 것이다. 그에 비해 '조현병'이라는 병명은 '악기 줄을 열심히 조율해 보라'는 것 같은데, 문제 상황에 대한 묘사가 아니라 나름의 답안을 이름에 붙인 꼴이다. 아마도 이렇게 이름을 짓는다면 각종 성인병은 '운동해-병', 감염병은 '평소에 잘 씻어-병', 이런 식의 이름을 붙일지도 모르겠다. 아프다는 증상이 무엇인지는 알 수 없고, 탐구를 제한하며 훈계하는 듯한 메시지가 담겨있다.

옛날 사람들은 어떻게 마음이 나뉘었다고 표현하기 시작했을까? 한 사람에게서 도저히 동일 인물이라 볼 수 없는, 낯선 이의 모습이 보여서였을까, 아니면 그 사람이 추상적이고 복잡한 자극을 이분법과 같은 단순한 기준으로 나누고, 감정을 극적으로 증폭시키는 것을 보고 그런 표현을 하게 됐을까.

나는 정신분열증이 영화에 나오는 것처럼 다중인격을 가지는 병인 줄 알았다. 그래서 아이의 인격도 따로 있고, 살인자의 인격도 따로 있고, 여러 명의 부캐를 갖는 병인 줄 알았다. 그러다가 약물학 교과서에서 우울증의 다음 악화 단계가 정신분열증이라며 정리된 표를 보고 무척 신기해했었다. 긴장을 완화시키는 진정제가 과해지면 수면제가 되고, 수면제가 과해지면 마취제가 된다는 것도 신기했다.

그때까지만 해도 나는, 우울증과 정신분열증은 도저히 공통점이라고는 찾을 수 없는 완전히 별개의 병처럼 인식하고 있었던 것이다. 우울증은 우울증에 걸리는 기전이 따로 있고, 정신분열증은 정신분열증에 걸리는 기전이 따로 있다고 생각했었다. 그래서 우울증에는 우울증 약을 먹고, 정신분열증에는 정신분열증 약을 먹는 것인 줄 알았다. (물론 더 기대하는 효과를 잘 보이는 약물은 있을 것이다.)

마음에 대해 배우고, 자신과 세상에 대한 믿음들이 만들어 낸 다양한 성향들에 대해서 살펴보면서, 이것을 어떻게 이해해야 하는지 조금 알게 된 것 같다. 병이나 증상이라 불리는 것은, 그 사람이 보일 수 있는 마음의 다양한 스펙트럼 속에서 특정 순간을 고정해 놓았을 뿐이다. 그 사람의 마음을 따라 순차적으로 이해해 볼 수 있을 행동들에 대해, 단순하게 비정상으로 낙인이 찍힌다. 사실 일반적으로 그런 격정이 가라앉으면, 얼마든지 안정적인 궤도로 생활이 가능하다. 그럼에도 불구하고 그 기회가 잘 주어지지 않고, 때때로 비정상의 상태에 고착되기도 한다.

병으로 진단받고 약을 복용하게 되면, 약물에 의한 통제에 적응하면서 자기를 관리하는 힘이 더 약해져 간다. 삶을 온전히 주도해서 이끌어내고 있다는 느낌도 점점 멀어진다. 게다가 정신병원에 한번 입원한 경험이 생기면, 다시 문제가 발생했을 때 처음 진단한 상황보다 의료 행위나 행정 절차가 간소해진다. 그리하여 또다시 그 마음의 다양한 모습들을 애써 살펴보려 하기보다는 재입원을 선택하거나 의료적 처치의 강도를 높일 가능성이 더 커진다.

어쨌든 내 손에는 그렇게 전화번호가 적힌 처방전이 한 장 옮겨졌다. 나는 도전해 보기로 했다. 이 사람의 마음을 이해해

보리라!

'로맨-매뉴얼' 분들의 마음을 상상하며 전화번호를 눌렀다. 이 사람이 무시받는다는 느낌이 들지 않도록 조심해야 한다. 무엇에 대해서 이 사람이 화가 난 것인지 아주 세심하게 살펴야만 한다. 그리고 지금 이 사람의 마음은 엄청난 자책과 두려움으로 가득할 것이다. 침착하고 꿋꿋한 태도로 안심시켜주고 싶었다.

"안녕하세요, 여기 OO 약국인데요. 코로나19 비대면 진료받으셨죠?"

"아니, 사람들이 말이야!"

아직 화가 나 있다. 침착하게 이 사람이 어느 부분에서 화가 났는지 진지하게 묻고 귀담아들어야 한다. 감정이 예민한 사람들이다. 한번 틀어지기 시작하면, 말투, 억양, 어휘, 분위기, 음색 하나하나 빠짐없이 날카롭게 지적해 올 것이다.

나는 나를 격려하는 한편, 내심 자신이 있기도 했다. 상담 사례들을 공부하면서, 이런 마음을 가진 사람들이 얼마나 겁이 많고, 착하게 살고자 노력하며 지내는지 살펴본 경험이 있었기 때문이다.

"세상에…. 화가 날 만도 하네요. 잘 모른다고 하더라도 말투는 상냥하게 해 줄 수는 있는 건데…."

이분의 사정은 그랬다. 코로나19 확진 판정을 받고 나서 불안

하고 걱정이 많았던 와중에, 처방약을 대리수령해 줄 마땅한 지인이 없었던 것이다. 일단 감성이 예민한 사람들은 소수의 사람과 교제할 가능성이 높다. 게다가 자신의 정서적이고 이상적인 기준을 타인도 지켜주길 기대하다 보니, 대인관계에 어려움도 많다. 또한 거절에 대한 두려움 때문에 부탁하기도 몹시 어려워한다.

그분은 직접 집 밖으로 나오는 것에 대해서도 엄청난 걱정을 하고 계시는 중이셨다. 자신이 약국까지 가는 동안 누군가가 112나 보건소에 신고할 것이라며 두려워하고 계셨다. 그 불안을 해결할 길이 없어, 집에서 멀리 떨어져 있는 어느 종합병원에 전화를 걸어서 누군가 신고할 가능성이 있냐고 물어보신 모양이었다. 아마도 이전에 인연이 있거나 마음으로 의지하는 병원일 것이다.

하지만, 병원에서 안내 전화를 받는 입장에서는 황당하기 그지없을 터. 모르겠다고, 알아서 하시라는 답을 하셨나 보다. 아마 나도 그런 상황에서는 뭐라고 답을 해줄 수가 없을 것 같았다. 당연히 이분의 불안이 달래지거나, 해법이 주어지지는 않았다. 퉁명스러운 불쾌감이 증폭됐을 뿐이다. 그렇게 계속 전화를 붙들고 실랑이하셨나 보다. 상대방의 인내심은 이내 바닥이 났고, 이분은 마음이 많이 상했다.

아마도 이대로 약을 받지 못해서 더 증상이 악화되면 어떡하나 걱정도 하셨을 것 같다. 약을 받아가지 않아서 이쪽에 민폐를 끼치는 건 아닌지 걱정하셨을 수도 있다. 이런저런 걱정을 하며 진료받은 병원에 다시 전화를 걸었지만, 또다시 좋은 반응을 받지는 못했던 것이다. 여기까지가 나와 통화를 하기까지 이분이 겪으셨던 일들이다. 찬찬히 맞장구를 치며 이야기를 들어드리자 많이 편안해지신 듯 이야기 속도도 느긋해졌다.

"제가 있다가 2시간 뒤면 퇴근하니까, 갖다 드릴게요. 댁이 어디세요?"

"네? 아…. 그러면 제가 너무 죄송한데…."

나는 약 배달이 재밌다. 코로나19 격리 문제가 아니더라도, 종종 약을 배달할 일이 있다. 사실 조금 덤벙대는 편이라 처방전의 약들을 깜박 잊고 못 드리거나 잘못 드리는 까닭이다. 약국으로 다시 나와달라고 부탁드려도 되지만, 직접 집과 근무처를 찾아가 보게 되면 느끼는 게 많다.

식사를 이렇게 한쪽에서 급하게 하셔야 해서 계속 위장약을 드시는 거였구나, 주변에 편의점이 이렇게 많아서 자정까지 슈퍼를 운영하셔야 했겠구나, 매일 이 정도 거리를 출퇴근하시는구나, 이렇게 종일 서서 일하셔서 다리가 계속 부어 있으셨던 거구나, 등등. 처방전 너머의 삶이 훨씬 더 현실감 있게 다가온다.

"혹시 일은 어떤 일을 하고 계세요?"

자기의 에너지를 어디에 쏟고 계시는지, 하루하루 생활이 어떻게 되는지 여쭤볼 요량이었다.

"저는 일을 하면 안 돼요."

"왜요?"

"취직하면, 지금 받는 급여를 받을 수가 없어요."

난감하다. 이제 서른이 갓 지났는데, 아직 좀 더 성장해도 좋은 나이인데… 라는 아쉬움이 올라왔다. 그렇다고 이분의 마음 상황이 낯선 곳에서 사람들과 마찰 없이 오래 일을 할 수 있을 것 같지도 않았다. 그럼, 이렇게 머무는 것이 더 다행일까.

한때 기본소득 배당에 대한 논의가 활발했었다. 인간은 생계가 보장되면 창조 활동을 자유롭게 추구할 수 있는 존재라는 논리도 뒷받침되었었다. 나도 당시에는 그런 미래를 이상적으로 꿈꾸었으나, 정말 사람의 마음이 그렇게 될까? 갑자기 나는 마음이 복잡해졌다.

사실 이렇게 글을 적고 있는 나의 경우엔, 적어도 그렇지 못한 것 같았다. 그림을 그리고, 영상을 만들고, 글을 적고, 연주하고. 그런 활동을 동경하면서도 그것을 꼭 해야 한다는 나름의 확신을 갖기 전에는 선뜻 나아가기가 쉽지 않다.

직접 찾아가서 본 그는, 한눈에 보기에도 감각적인 사람이었다.

성말라 보이는 호리호리한 체구에 세련된 헤어스타일. 집에서 입고 있는 차림이라도 패션 센스가 느껴졌다. 조금 당황스러워하며 조심스레 건네받는 손은, 키보드 건반을 만지거나 기타를 연주하면 너무나 잘 어울릴 것 같은 상상이 저절로 들었다.

이런 모습으로 전화기를 붙들고, 이 병원 저 병원 전화를 걸며 화를 내고 발을 동동 굴렀을 것이다. 누군가의 도움을 기대하며, 불안해하고 긴장한 모습으로. 아무도 자신의 마음에 공감해주지 않는 것에 초조해하고 답답해하면서.

돌아오는 길에, 나의 SNS에 그가 접속한 흔적이 보였다. 아마도 내가 어떤 사람인지 궁금해졌었나 보다. 내가 건네주고 온 것이 단순히 약이 아니라, 그가 세상을 신뢰할 수 있는 하나의 조각이 될 수 있으면 좋겠다.

한 사람에게 한두 사람이 진득하게 전력을 쏟기는 경험상 쉽지 않았다. 지난하고 괴롭기도 하다. 하지만 모두가 한 조각씩 보태면 '광산의 카나리아'를 지켜낼 수 있지 않을까. 나 역시 누군가의 '도움 조각'들로 힘을 얻어서 세상을 향해 한 걸음 내디딜 수 있었듯이.

더 잘하고 싶은데,
욕심을 버려야 할까요?

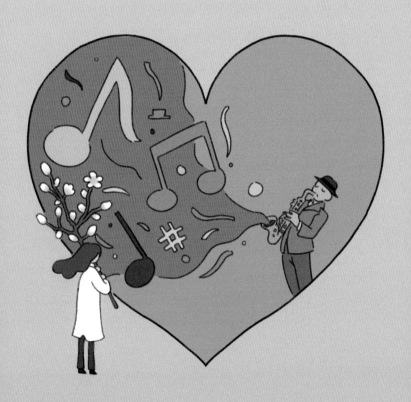

뇌 영양제, 이뇨제, 항생제, 소염제, 위장약. 이건 또 무슨 조합일까. 처방을 이해하지 못하고 또 몰라서 묻게 된다.

"어떤 일로 진료받으셨어요?"

"손이 떨려서 왔어요. 파킨슨병일 수 있다고 하시던데⋯. 혈액검사랑 소변검사도 해봤어요."

각종 수치가 적혀 있는 검사 결과지를 보여주신다. 손님들이 보기에 익숙하지 않은 영어 약자들과 숫자들이 빼곡하다. 사실 나도 기본 정상 수치를 다 외우고 있지는 못하는데, 다행히 정상 범주에서 벗어난 부분이 굵게 표시되어 있었다. 암호문 같은 이 표를 누군가 꼼꼼히 같이 살펴봐 준다는 것만으로 안심이 되지 않을까 싶어 찬찬히 손가락으로 하나하나 짚으며 소리 내 읊어본다.

"크레아틴 수치 낮은 거 말고는 크게 문제는 없으시네요. 간 수치도 괜찮으시고⋯ 단백질을 좀 보충해 주시거나 근육을 더 쓰시면 회복되긴 하는데⋯. 그런데 손이 떨리셨다고요?"

간혹 어떤 분은 기관지염 약을 드시다가 부작용으로 손 떨림을 경험하시기도 한다. 여쭤보니 그건 아니라고 한다. 주민등록번호를 보니 아버지뻘의 나이다. 뇌출혈로 쓰러지시기 전, 밤에 간혹 떨려오던 아빠의 손이 떠오른다. 하지만 이분은 혈압도 별 문제 없으시다고 한다.

"우리가 약간 불안감을 느낄 때, 긴장 반응에 따른 물질 때문에 간혹 손이 떨리는 경우도 있어요. 불안을 느낀다는 건, 뭔가를 기대하고 있다는 것일 수도 있는데… 요즘 부담스러운 일이나, 책임이 무거워졌다거나, 목표로 한 게 좀 무리인 것 같다는 생각, 혹시 드신 적 없으세요?"

"그런 게 있긴 있어요. 제가 색소폰 연주를 잘하고 싶은데… 이게 참 잘 안되더라고요."

"와! 색소폰을 하세요? 너무 멋있으세요!"

나는 마음을 파악하는 것에 대한 중요성을 경험하며, 이에 대한 실제적인 사례들과 처방을 알고 싶어서 유튜브 「황심소」 채널을 챙겨보고 있다. 마침 「황심소 라이브 상담」에 나왔던 색소폰 연주자의 사례가 문득 떠올랐다. 혹시 비슷한 상황이면 도움이 될 수 있는 말을 해드릴 수 있지 않을까 싶었다.

"저는 뭘 하든 잘하고 싶은 사람이거든요. 기왕에 하는 거 잘하고 싶어요. 그런데 욕심을 버려야 되는 거겠죠?"

"잘하고 싶으신데… 왜 욕심을 버려요?"

"주변에서 그러더라고요. 나이도 있는데, 그게 원하는 만큼 되겠냐고. 욕심을 버려야 편해진다고요."

바라는 것이 손에 닿지 않는 괴로움을 토로할 때, 우리가 흔히 마주하는 상황이다. 욕심을 버리고, 마음을 비우고, 다 내려놓으라는 조언을 받게 된다.

　나는 이 말이 반은 맞고 반은 틀린 것 같다. 내가 원하는 것이 현재 나에게 관련 있고 좋은 의미가 있다면, 추구해서 얻을 수 있다면, 인생이 더 살맛 날 것이다. 아마도 버려야 하는 욕심은, 자기 인생의 목표나 본질과 동떨어진 욕심, 주변에 의해 자극되거나 휘둘린 욕심 아닐까? 애초에 자기 것이 아니었던 마음 말이다.

　어떤 게 버려야 할 욕심인지 추구해야 할 욕심인지는, 나와 관련이 있다. 내가 어떤 사람이고 어떤 삶을 살고 싶은지, 그리고 세상이 어떻다고 생각하고 있는지 파악하는 것이 우선일 것이다. 그것들을 무시한 욕심은 한 때, 상상하는 달콤함을 줄지 모르겠지만, 끝끝내 나를 공허하게 하고, 이루어지지 못한 채 나를 책망하게 한다.

　그것을 열망, 욕망, 바람, 꿈, 뭐라고 표현하든지 간에 우리는 주어진 삶의 시간을 활용할 권리나 의무가 있다. 현재 나의 상황과 내가 이루고 싶은 것 사이의 간극을 조각내어, 작은 목표들로 채워나갈 수 있다면, 언젠가는 그 모습에 가까워져 있지 않을까.

　"그 길이 불확실해서 지금 불안하신 것 같아요. 어떻게 이뤄야 할지 모르니까."

　"맞아요. 좋은 말씀이시네요."

"잘하고 싶으면, 무엇을 어떻게 해야 잘할 수 있는지를 더 생각해야 하지 않을까요. 이루지 못하면 못하는 대로 무기력해지잖아요. 특히나 선생님처럼 열정적인 분은."

"그렇게 생각하십니까?"

"네, 포기하고 다 내려놓으면 더 힘드실 것 같아 보여요."

"저도 그렇게 생각해요."

뭔가를 알고 있는 척, 말은 간결하게 나왔다. 그런데 그 과정을 모색한다는 게 참 쉽지 않다. 무작정 시간만 많이 들인다고 되는 것이 아닐 것이다.

"교습하시는 분들도 섣불리 안 알려줘요. 돈을 내고 상급, 더 상급으로 올라가야 조금씩 조금씩 자기가 알고 있는 것들을 말해줘요. 사람들에게 어떻게 들리는지 물어봐도, 솔직하게 말을 안 해요. 뭐가 문제인지, 어떻게 더 노력해야 하는지 알기가 참 어렵네요."

황심소 라이브 상담에 출연하신 색소폰 연주자도 비슷한 얘기를 하셨다. 주변 분들은 잘한다고 격려와 지지를 힘껏 해주지만, 솔직히 어떻게 들리는지 뭐가 문제인지 지적해 주는 사람은 없었던 것이다. 연주가 더 나아지려면 어떤 문제를 해결해야 하는지 알지 못한 채로 의례적인 칭찬과 인정을 받으며, 비슷한 연주 실력에 머무르며 세월을 보낼 수도 있다. 물론 주변의 응원이 포기하지 않는 힘이 될 때도 있지만, 그것만으로는 벽을 넘을 수 없나 보다.

"선생님은 색소폰을 연주하면서 무엇을 가장 중요하게 생각하세요? 어떤 연주를 하고 싶으세요?"

나라고 별수 있나. 조심스레 주워들은 것을 흉내 내본다. 이렇게 질문을 던져 놓으면, 그분께서 나름대로 생각하실 수 있는 지점이 있지 않으실까 하는 기대를 해볼 뿐이다.

"제가 중요하게 생각하는 건, 톤이요."

우연일까. 그 출연자 분과 또 비슷한 이야기가 나온다. 라이브 상담에 참여하신 분도 원하는 톤을 내기 위해서 노력하셨다고 표현하셨었다. 어림짐작하건대, 색소폰에서 톤은 어쩌면 우리가 입고 있는 옷차림 같은 것이 아닐까.

우리는 때로 보이는 것을 통해서 자신을 표현하고자 하는데, 그렇다면 무엇을 표현하고 싶은지, 자신의 내면의 동기와 마음을 먼저 파악해야 하지 않을까 생각해 본다. 자신이 어떤 마음을 가지고 있고, 그것이 어떻게 표현될 수 있는 몸을 가졌는지 탐색한 후에, 보다 더 적절하게 원하는 것을 전달할 수 있을 것이다.

이 지점에서 많은 사람이 본질이 아닌, 현상적인 부분에 관심을 둔다는 것을 떠올려 본다. 마음의 아픔을 보기보다 몸의 아픔에 더 주목하는 것도 한 예이다. 그래서 스트레스라고 인정은 하면서도 정작 자신의 마음이 구체적으로 무엇 때문에 힘들어하는지 살펴보기는 어려워한다. 그래서 손쉽게 병원을 찾고, 약국에서 약을 받으신다. 혹시 이것도 마찬가지인 상황 아닐까. 조심스레 말씀을 드려본다.

"어떤 색의 옷을 입을지 보다… 내 몸이 어떤지 살펴보고, 무엇을 표현하고 싶은지 생각해 보시면서 몸을 먼저 만들어 보는 건 어떨까요. 그러면 어떤 옷을 걸치더라도 그게 묻어날 수 있을 것 같아요."

때마침 약 분배기에서 약이 나왔다.

"일단 오늘 약은…."

살짝 민망해진다. 왜 색소폰 연주를 더 잘하고 싶은 분이 항생제와 뇌 영양제를 드셔야 할까. 내가 알지 못하는 몸의 염증반응이 있으실 수도 있다. 아마 수여대 맞은 편의 그분도 아리송하게 느끼고 계시지 않을까. 잠시 머뭇거리다가 내가 할 수 있는 말을 해보기로 했다.

"환경의 문제와, 생리적인 문제, 그리고 마음의 문제가 있다고 할 때, 병원은 주로 생리적인 문제를 살펴보는 곳이에요. 그렇다 보니까 제가 오늘 이 약을 드리는데요. 사실은 이 모든 것들이 다 연결되어 있다고 생각해요. 우선, 마음을 중심에 두고… 환경은 선생님께서 연습을 어떻게 하고 계시는지, 어떤 자극을 어떻게 받고 계시는지, 직접 파악해보셔야 할 거예요. 몸은, 그런 선생님의 마음이 표현되는 상황으로 이해하셔도 돼요. 중요한 건, 선생님께서 지금 색소폰을 연주하는 것에 있어서 도약하기를 원하는 마음이 있으신 것 같아요."

내가 이해하는 상황은 이렇다. 근대와 현대로 접어들면서 각 분야가 분업화되고, 전문화되었다. 각각은 나름 효율적으로 발전해 왔다고 볼 수 있지만, 그로 인해 단절되는 부분들이 생겼다. 각 영역의 경계선을 확보하는 과정에서 마땅히 통합해서 고려할 부분들이 흩어져 버린 것 같다.

대표적으로 우리 몸과 마음에 대한 이야기들이 그렇다. 우리 마음의 문제에 대해 밀접하게 반응하는 신경계와 호르몬에 작용하는 약물의 처방 권한이 다른 전문의에게도 확대될 조짐이 보인다. 그와 더불어 문턱이 더 낮고, 친밀감을 손쉽게 형성할 수 있는 약국에서는, 사람들을 아프게 하는 그들의 삶의 문제를 함께 더 살펴보는 활동을 해본다면 어떨까. 사람 대 사람으로 내면의 생각과 감정을 세세하게 나누며, 증상 완화 조치를 뛰어넘는 삶의 해법을 함께 찾아보는 것이다.

"오늘 좋은 말씀 해주셔서 정말 너무 감사합니다. 저에게 꼭 필요한 얘기들이었던 것 같아요. 혹시 다음에 또 들러서 더 이야기를 할 수 있을까요?"

이크! 나는 갑자기 덜컥 겁이 났다. 나보다 한참 나이가 많은 분께 내가 무슨 아는 척하는 소리를 늘어놓았는지 걱정이 되기 시작했다. 겸손하고 점잖게 대해주셔서 너무 긴장을 풀어놓고, 방송을 흉내 내며 떠들었나 보다.

"아, 제가 뭐라고…. 저는 제가 봤던 좋은 방송을 보고, 도움이 되실 것 같은 내용들을 전해드렸을 뿐이에요. 나중에 제가 봤던 방송이 유튜브에 올라오면 링크 전해드릴게요. 선생님께서 그걸 직접 보시면 훨씬 더 도움을 받으실 거예요."

"네, 그럼 부탁합니다."

흔쾌히 연락처를 남겨주신다. 아마도 내가 귀동냥한 것 이상으로 그의 입장에서 더 많은 것을 얻을 수 있었으면 좋겠다.

속에서
쇠 맛이 느껴지는 여인

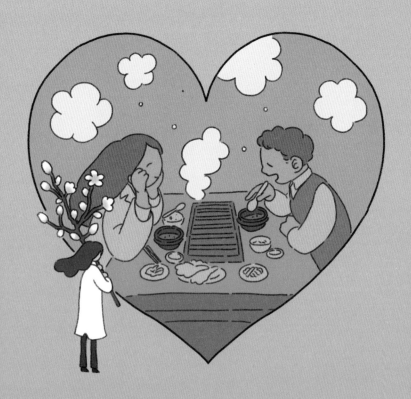

"속에서 쇠 맛이 느껴지는 것 같아요."

마르고 힘이 없어 보이는 60대 여성. 처방받은 약이 자신의 증상에 맞는지 궁금해 묻는다. 그녀는 온몸에 기운이 없다고 한다. 위산이 너무 많이 나오는 것 같아서, 속에서 마치 쇠 맛이 느껴지는 것 같단다.

"너무 배가 고파서 먹고 싶지만, 이내 속이 매스꺼워서 먹으면 토해요."

음식을 소화시키는 것이 부담스럽게 느껴지고, 등 근육도 뻣뻣이 굳어 무력감이 더하단다. 먹을 수도, 안 먹을 수도 없는, 참으로 괴로운 상황이다. 목소리마저 맥없이 흩어지는 그녀를 안쓰러워하며 처방전을 살펴본다.

너무 예민해져 더 이상 신경이 곤두서지 않도록 해 줄 신경안정제, 위장의 불편함이 더해지지 않게 해 줄 제산제와 췌장효소억제제. 의사 선생님이 나름대로 할 수 있는 것을 하셨다는 생각이 든다. 그래도 현대 의학은 여전히 아쉽다.

"언제부터 식사를 못 하셨어요?"

"그저께 저녁부터, 먹지를 못하겠더라고요. 어제는 좀 먹어 보려다가 토하고…."

"아이고…. 기운이 없어서 음식을 받아내질 못하고, 그러니까 또 기운이 더 없으시고."

"맞아요, 그러게 말이야… 물도 먹지 못하겠으니…"

조심스레 정황을 살펴본다. 그녀가 최근에 곤경에 처하지는 않았는지, 주로 누구와 식사를 하는지, 함께 음식을 나누는 사람이 어렵고 불편하지는 않은지.

신경성 위장 질환이라고 해야 할까. 속이 불편하다며 약국에 오시는 분들은 대부분, 요즘 따라 심한 압박감을 느끼고 신경 쓰이는 일이 있다고 말씀해 주시기 때문이다. 마음의 상황을 상상하여 연결하실 수 있도록 신체 상황을 이야기 지어 설명드려 본다. 머리로 신경 쓸 게 많아서, 위장 주변으로 혈액이 충분히 공급되지 못해서 기운이 떨어진다고, 혹은 답답한 마음 때문에 몸의 기 흐름이 막혀서 위장이 무기력해져 있다고 설명을 해드린다. 그분들이 처한 마음의 상황과 신체 증상을 연결해서 이해가 되는 듯한 느낌을 가지시길 바라며.

우리는 때때로 자신의 일상과 아무 상관없는 사람에게, 더 깊은 속마음을 털어놓곤 할 때가 있다. 자존심 때문에, 혹은 관계를 해칠까 봐 쉽게 털어놓지 못하는 이야기 말이다. 자신과 밀접한 사람들과 다르게, 그 사람을 다신 안 보면 그만이기 때문이다. 자신의 일상을 유지하는 데 아무런 위협이 안 되기에, 자기 마음을 털어놓기에 부담스럽지 않은 사람. 나는 약국에서 종종 그런 역할을 한다. 흠이 될까 걱정할 만한 이야기들을 나에게 털어놓고, 다시는 뒤돌아보지 않을 수 있다. 필요할 때는, 다른 약국에 가면 그만이다.

그날 그녀가 속 깊은 이야기를 더 털어놓지는 않았지만, 자리가 편안해서였을까. 그녀는 그렇게 한동안 약국에 앉아서 들어오는 손님들을 나와 함께 맞이했다.

"아우, 머리 아파. 시원한 피로회복제 한 병 주세요."

당장 속이 답답한 듯 보이는 분들에게는 길게 설명을 덧붙이지 않는다. 그저 걱정하지 말라는 듯 미소를 지으며 재빨리 냉장고에서 음료를 꺼내 드린다. 근육을 이완시킬 수 있는 마그네슘 함량이 높은 제품을 골랐다. 그분이 벌컥벌컥 급히 들이켜고 내려놓는 약병을 보면서, 한참을 곁에 앉아있던 그녀가 감탄하는 투로 입을 연다.

"이거 참 좋아 보인다. 포장을 어떻게 이렇게 잘 만들었을까?"

그녀의 눈빛이 처음과 달리 생기가 어리자, 나는 덩달아 힘이 나서 얼른 한 병을 더 꺼내어 그녀에게 건넨다.

"그렇죠? 포장을 참 세련되게 해 놨어요. 좋은 거예요. 드셔보세요. 기운이 좀 날 거예요."

살짝 겸연쩍어하며 그녀가 마신다. 어제오늘 물도 못 마시겠다던 그녀가 노곤한 모습으로 천천히 마셔 넘긴다. 모든 것이 자연스럽다.

"어떤 노래 듣고 싶으세요? 제가 틀어드릴게요."

별달리 할 얘기가 없어 보이는데도, 계속 자리를 지키고 있는 그녀를 좀 더 편안하게 해주고 싶었다. 특별히 힘든 일도 없었고, 왜 음식을 먹지 못하는지도 살펴보기 어려웠던 그녀는 딱히 듣고 싶은 노래도 없다고 했다. 그래서 그냥 멋대로 내가 편안하게 느끼는 곡을 그녀와 나의 공간에 채운다. 함께 들을 수 있을 것 같은 레트로 풍의 잔나비.

"아까 그게 정말 좋은 건가 봐. 그렇게 괴롭더니만… 속이 이제 편안해진 것 같네…."

"그런 것 같아요? 너무 다행이에요."

처방받은 약은 아직 뜯지도 않은 상태. 내가 드렸던 것은 소화제도 아닌 피로회복 음료였다. 며칠을 보대끼는 속 때문에 힘겨워하던 그녀에게 정말 필요한 것은 무엇이었을까 생각해 보게 된다.

자식을 다 출가시키고 중년을 살아가는 여인. 손주들을 볼 때마다 환하게 웃으시는 나의 양가 부모님들이 떠오른다. 오면 반갑고 가면 더 반갑다고 농담하시며, 더 자주 찾아뵙지 못하는 자식들의 마음의 짐을 덜어주시고자 하는 그 마음을 떠올린다.

"혹시, 저 이제 곧 퇴근하는데, 괜찮으시면 저랑 밥 먹고 가실래요? 저도 배고파서…."

"그래도 돼요?"

"그럼요!"

코로나19 방침으로 약국 문을 닫고 나면, 동네 대부분의 식당도 폐점 시간이다. 멀리 갈 상황도 아니라서 우리는 할 수 없이 고깃집으로 가서 된장찌개를 시켰다.

"나는 살림을 하던 사람이라 그런지, 나와서 이런 걸 돈 주고 먹으려면 너무 아까워."

"하하, 맞아요. 그래도 된장찌개, 김치찌개, 이런 건 언제 먹어도 안 질리는 것 같아요."

딱 친정엄마 또래의 여인. 그녀의 어린 시절 이야기. 형제들 이야기. 자식들 이야기를 듣는다. 그런 사이에 그녀는 밥 한 공기를 뚝딱하고, 숟가락이 뚝배기에 닿는 소리가 난다. 그녀가 얼마 만에 먹는 밥일까. 나와 함께하는 동안, 그녀는 그날 병원을 찾아온 증상과 조금도 관련이 없어 보였다. 내가 그녀에게 약이 아닌, 정말 필요로 했던 것을 준 것은 아니었을까. 잠깐이나마 이런 내가 삶을 살아가는 것이 의미가 있다고 믿어졌다. 그날은 나 역시 밥공기를 싹싹 비웠다. 그렇게 그녀 덕분에.

버스가 오고 있는데
뛸 수가 없어요

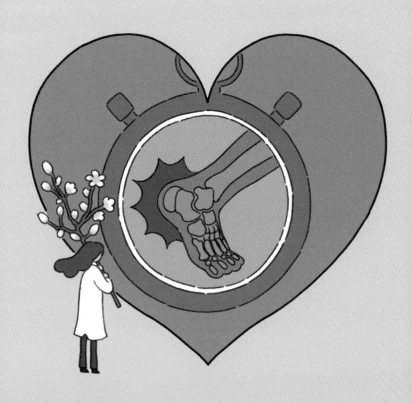

처방전을 입력하면 심평원과 연결된 의약품 안전 서비스 (DUR)가 작동된다. 약국에서 약을 받으실 때 이미 조제받은 약이 있어, 같은 성분의 약을 추가로 더 드시게 된 것은 아닌지, 함께 먹으면 안 되는 약이 있는지 등등의 정보를 알려준다. 이날 오신 분은 이미 다른 약국에서 같은 약을 받으신 것으로 나오는데, 총 5가지 중 3가지 약이 중복된다고 나왔다.

음? 피부 알레르기인가? 항생제도 처방이 나왔는데, 이전보다 많이 긁으셨을까? 기존의 약이 효과가 없어서 다른 병원에서 새로 진료받으신 걸까? 성격이 급하신 분일까? 증상이 너무 심한가? 약을 어디 두고 다른 지역에서 오셨나? 이런저런 생각들을 하며 말을 걸어본다.

"다른 병원에서 처방받으신 약이 있으신가 봐요."

"네, 그런데 안 들어서 여기 한번 와봤어요."

"피부 때문인 거예요? 어디가 어떻게 그러신데요?"

사실 피부질환에 관한 약이라는 게, 다른 피부과 병원에 가본다고 해서 별다른 수가 있는 것 같지는 않다. 스테로이드 등급을 높이거나, 경우에 따라 면역억제제나 항균제를 적절히 첨가하는 차이 정도가 아닐까.

"어디서는 알레르기라고 그러고, 어디서는 염증이라고 그러고. 이게 자주 이러는데 낫질 않아요."

바지를 걷어 올리며 보여주신 발목과 종아리 부위에 붉은 점이 빼곡하다. 처음 보는 모습이다. 알레르기든 염증이든 약을 전달하는 내 입장에서는 결국 그 말이 그 말이긴 한데, 이분의 다리는 확실히 흔히 보던 증상과는 상황이 다르다.

처방전을 본다. 여러 종류의 항히스타민제를 골고루 넣고, 스테로이드와 항생제. 다른 곳에 가서 약을 먹어도 잘 낫지 않아 다시 진료를 본다는 말을 들으시고 나름 항생제를 추가로 처방하셨나 보다. 그렇지만, 이게 과연 세균 감염과 관련이 있을까?

"어머머! 이게 왜 그런 거예요? 한쪽만 그래요? 아니면 양쪽 다?"

내가 오히려 놀라 되묻는다. 이건 대체 뭘까? 차라리 이상한 괴생물체라도 몸에 들어가서 이런 반응을 내는 거라고, 그래서 그놈을 잡아서 제거하면 싹 낫게 되는 거라고 믿을 수 있으면 마음이 편안해질 것 같았다. 항생제를 처방한 의사도 이런 마음이었을까?

"언제부터 그래요? 혹시 예전에 다리 쪽에 수술받으신 적 있으세요?"

"네 맞아요. 한 4년 전에 뒤꿈치가 부서져서… 양쪽 다…"

약국에는 이런 손님이 종종 오신다. 병원에 가도 낫지 않고, 약을 먹어도 잘 낫지 않는다. 원인도 알 수 없고 증상도 잘 제거

되지 않을 뿐만 아니라, 계속 반복된다. 그러다가 대화해 보면 그 부위에 수술했다는 이야기가 나올 때가 많은데, 예민하신 분 중에는 치과 치료나 내시경 했던 부위를 언급하시는 분들도 많다. 시술 과정에서 문제가 있었을 것이라기보다, 누군가에게는 그 경험의 강도가 심각하게 다가오고, 그에 대한 충격의 여진이 남은 것은 아닐까 하는 생각도 해본다.

나에게는 환지통과 관련한 이야기들이 떠오르기도 하는데, 객관적 논거로 확인을 거친 실체를 믿어야 할지, 눈앞의 상대가 표현하는 추상성을 믿어야 할지, 대체 이 상황은 무엇을 의미하는지, 혼란스러운 마음에 그 이야기를 신비로운 이미지처럼 연상하는 것 같다.

"수술하고 나서도 계속 디딜 때마다 아플 거라고 하긴 했는데, 그렇더라고요."

"그럼 걸을 때마다 아픈 거예요? 왜… 뒤꿈치가 왜요?"

"2층에서 무거운 걸 들고 뛰어내렸거든요, 그때. 식당에서 일하는데 빨리 하려다가…"

우리는 몸을 통해 세상에 존재한다. 그리고 마음은 세상 속에서 나의 삶을 움직인다. 우리의 세상과 나의 마음, 그 둘은 나의 몸을 통해 서로 관계 맺는다. 세상이 전해주는 것들은 몸의 감각으로 수용되고 마음으로 의미를 풀어낸다.

그렇게 혼합된 의미 덩어리이든, 또렷하게 추출한 믿음 조각이든, 나의 마음은 나의 몸을 통해서 세상에 구현된다. 죽음을 향해서 가는 신체의 유한성과 과거나 미래로 뻗어나가는 무한성 사이에서, 우리는 끊임없이 경험하고 선택하며 나아간다. 추상이 실체에 의미를 부여하고, 무한과 유한은 상응하며, 마음도 몸을 통해 연결된다. 세상의 의미들과 내 마음의 열망이 나의 몸에 담기고, 또 통과한다.

그렇기 때문에 세상의 경험을 담은 나의 몸이 때로는 내 마음의 한계를 설정하기도 한다. 그 한계에 굴복하고 통제되며 위축될 수도 있지만, 그런데도 불구하고 우리 마음은 세상을 향해 끊임없이 변화하고 움직이며 확장할 수 있는 인내와 요령, 용기를 가질 수 있다.

이렇게 우리의 마음과 몸, 몸과 세상, 세상과 마음은 서로 균형 상태를 형성한다. 그렇기에 어쩌면 몸에 극심한 변화를 경험한 사람은 몸과 마음의 상황을 새롭게 재편해야 할 필요가 있을 것이다.

어릴 적 내가 봐오던 엄마의 발은, 설거지할 때 잔뜩 웅크리고 있는 발이었다. 나는 그 발이 너무 애처롭고 안쓰러웠던 것 같다. 아마도 긴장과 두려움을 쉽게 느끼던 엄마의 마음이 그렇게 드러난다고 생각했기 때문일 것이다. 지금도 그 장면을 떠올리면 '마음이 너무 안 편해…'라며 힘겨워하는 엄마의 말소리가 그 발에서 들리는 듯하다.

그런 엄마와 똑같이 발끝을 오므리고 컴퓨터를 하는 신랑의 발을 종종 끌어안는다. 먼저 자리에 누워 있으면, 살포시 발 쪽으로 다가가 쓰다듬고 발에 볼을 기대고 잠든다. 내가 생각했을 때 발은, 이동하고 싶은 마음이 주로 담기는 신체 부위이다. 내가 머무는 공간에 자유롭게 떠돌 수 있는 그 사람의 발이 함께 있다는 것이 나에게 안정감을 준다. 그 고마움에 더는 긴장하지 말라고, 쉬어도 된다고, 가고 싶은 어디든 갈 수 있다고 응원의 마음을 담는다.

사람마다 다르겠지만, 적어도 나는 발에 대해 이런 의미들을 가진 것이다. 지난 시절 발에 대한 경험과 인상, 특정한 상대가 나에게 갖는 의미와 발이라는 신체 기관이 가지는 기능과 가능성. 그렇게 발과 관련한 세상과 내가 꺼내어 놓고 싶은 나의 마음들이 신체의 표현으로 연결된다.

그에게 자신의 발은 어떤 의미들이 있을까. 살아오는 동안 발에 대해서 어떤 기억을 담아왔을까. 다른 사람의 발에서 어떤 마음들을 확인하고, 발을 무엇을 할 수 있는 신체 기관으로 생각하고 있을까. 그리고 자신의 발로 어떤 마음들을 표현하며 살고 있을까.

가족이 함께 운영하는 식당이라 아직도 같은 일을 하고 계신다. 종일 서서 발을 딛고 일하지만 그건 그다지 힘들지는 않다고 하신다. 사고로 재편된 신체적 한계가 그의 일에 대한 마음과 사회적 관계를 크게 압박하지는 않는 듯이 보였다. 비록 통증은 남았지만, 그때의 경험에 크게 구애받지 않고 지내시는 걸까?

"그럼 어떤 상황일 때 발이 가장 힘겹게 느껴지세요?"

"저번에 출근 시간에 늦었는데, 버스가 저기 앞에 오고 있는데, 내가 뛸 수가 없는 거예요. 그럴 때 특히 더 아픈 것 같아요."

무거운 것을 들고 2층에서 과감히 뛰어내렸던 분. 병원에서 처방받은 약이 효과가 없어서 바로 다음 날 다른 병원을 찾으신 분. 느긋한 성격의 분이라고는 할 수 없을 것 같다. 그런 분의 성마른 속이 후련하게 움직일 수가 없게 되었다.

발꿈치 부상에도 아랑곳하지 않고, 서서 하는 작업을 계속해내는 성실하고 단단한 성정. 그런 마음을 가진 사람이 시간 약속에 늦으면 어떤 기분일지 상상해 본다. 조급한 마음으로 발의 통증을 고스란히 느끼면서 눈앞을 지나가는 버스를 그저 바라만 봐야 하는 삶이 어떨지 생각해 본다. 몽글몽글 피맺힌 다리는, 동동 구르는 마음이 혈관의 부정형 확장으로, 연쇄된 피부의 상태로 표현된 것은 아닐까.

사정을 다 듣고 나서 더더욱 새로운 처방이 다른 역할을 할 수 있을 것 같지가 않았다. 약을 두고 서로 민망하다. 뭐라고 하면서 드려야 하나 어색해졌다. 이런 상황에서 항생제가 무슨 역할을 할 수 있을까. 나머지 약들도 이미 효과가 없었다고 확인했던 약들이다. 그분의 경험 위에 섞이지 못한 기름처럼, 현대의학이, 과학이, 화공약품이 동동 떠 있다. 어쩌지…?

"그럼 이 약은… 어떻게 할까요…?"

주춤주춤 겸연쩍어하며 그분께 묻고 약봉지에 약을 담아 드린다. 뭐라고 덧붙여야 할지 잘 모르겠다. 약값의 일부는 보험공단에서 지불할 것이다. 나는 받아두셨다가 나중에 감기가 심할 때 드셔도 된다고 말씀드렸다. 그 외 달리 이 증상을 완화할 방법도 잘 모르니까….

혼자 있으면
얼굴이 빨개져요

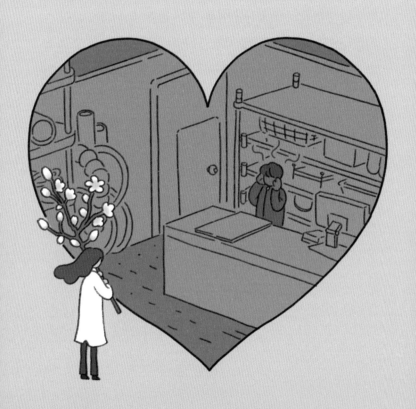

"제가 자꾸 얼굴이 빨개지는데요…. 갱년기에 좋은 약 있나요?"

앗! 이런 남성분은 처음이었다. 갱년기 증상을 호소하시는 여성분은 자주 접하는 편이었지만, 남성분이 오셔서 갱년기라고 표현하면서 영양제를 찾는 경우는 드물기 때문이다. 중년 남성분들께는 대체로 간에 좋은 역할을 하거나 '정력 개선', '지구력 증진'이라는 문구가 적힌 것을 권해드린다.

그런데 보통 요즘 부쩍 피곤하다고 말씀하시거나 소변을 보기 불편하다고 하시지, 얼굴이 빨개진다면서 찾으시는 경우는 없었다. 갱년기 증상이라는 게 사람마다 차이는 있겠지만 말이다. 매대에 진열된 상품에 손이 가다가 망설여진다. 이걸 드신다고, 얼굴이 빨개지는 증상이 정말 좋아지실지 자신이 서지 않는다. 뭘 드려야 할까? 호박씨? 아연? 코큐텐?

살짝 당황한 마음을 진정시키고, 말씀하시는 분을 찬찬히 살펴본다. 허옇고 깔끔한 느낌의 피부 톤, 자신의 감정을 잘 털어놓을 것 같지 않은 내성적이고 얌전한 기운이 흐른다. 주로 주변의 의견에 맞춰서 조용히 지내실 것 같은 인상이다.

"심장이나 혈압은 괜찮으세요?"

"다 검사해 봤는데, 그런 건 괜찮대요. 혈압도 안 높고."

조금 더 여쭤보고 배워야겠다는 생각이 들었다.

"주로 어떨 때 얼굴이 빨개지는 것 같으세요?"

"아무렇지도 않아요. 그냥 갑자기."

내 질문이 조금 엉성했나 보다. 보통 몸의 증상이 일어나게 된 상황을 여쭤보면, 또 다른 몸의 증상을 떠올리시는 경우가 대부분이다. 그래서 아무 일도 없었다고 대답을 주시거나, 요즘은 주로 코로나19 백신을 맞은 후로 그런 것 같다고 의심하신다.

장자끄 상페의 〈얼굴 빨개지는 아이〉가 생각난다. 부끄럽거나 화가 나지도 않았는데 시도 때도 없이 얼굴이 빨개지는 아이와 감기에 걸린 것도 아닌데 영문 없이 재채기해대는 아이의 우정 이야기다. 둘은 서로의 원인 모를 병에 관해서 이야기를 나누며 끈끈한 동질감을 느꼈고, 함께 할 때는 지루한 줄 몰랐다. 점차 아이들의 증상은 사라져 갔다.

"음, 낯선 사람들이랑 있을 때 그러세요? 조금 불안하거나 당황했을 때?"

"아니요. 그런 것도 없는데."

수줍음이 많고 혼자 조용히 있는 것을 좋아하시는 분이라고 생각하고 여쭤본 말이었다. 예민한 감각으로 복잡하고 새로운 정보들을 한꺼번에 받아들여야 할 때, 감수성이 풍부해서 아직 익숙하지 않은 자리가 불편할 때 얼굴이 빨개지는 것은 아닐까 추측해 보았다. 그런데 아니라고 하신다.

"그럼, 언제 빨개지세요?"

"그냥 가게에 있다가."

"뭘 보시거나, 뭔가를 떠올리시고 그렇게 되는 거예요?"

"아니, 그냥 갑자기 그래. 갑자기."

언제 정확히 그러시는지 스스로 인지해서 설명해주시지 않으시면, 나로서는 어쩔 도리가 없다. 자기 마음속에서 일어나는 일은 오로지 그 사람만 알 수 있기 때문이다. 당사자가 인지하지 못한 일은 전해 들을 수가 없다. 점점 알쏭달쏭하기만 해서 다시 몸에 대한 이야기로 전환하고 싶은 충동이 들었다.

"누구랑 같이 밥을 먹다가도 갑자기 얼굴이 빨개져서…."

"평소에 좀 불편한 점이 있는 상대이신가요? 혹시 그때 무슨 생각을 하고 계셨어요?"

"아니, 전혀. 그냥 서로 아무 말도 안 하고 먹다가 갑자기 또 그러기도 하고."

함께 마주 앉은 상대와 밥을 먹으며 아무 말도 안 하게 되는 상황을 떠올려 본다. 일단, 상대가 너무나 익숙하고 편안해서 별다른 기운을 쓰고 싶지 않을 수도 있다. 혹은, 뭔가 이야기를 해야 할 것 같은 어색함을 느끼면서도 그 사람과 대체 무슨 이야기를 해야 할지 도무지 떠오르지 않을 때가 있다. 상대에게 더 이상 매력이나 흥미가 느껴지지 않는다고 생각할 수도 있고,

혹은 반대로 내가 상대에게 무료하고 지겹고 따분한 사람일까 봐 불안감을 느낄 수도 있다.

"사람들이 여럿일 때는 어떠세요?"

"그럴 때는 한 번도 그런 적이 없는데… 둘이 있거나 혼자 있다가 얼굴이 빨개지더라고요."

"혼자 있을 때요?"

"네. 그냥 혼자 있다가 갑자기 얼굴이 빨개져요. 사람이 많을 때는 오히려 괜찮아요."

설비 가게를 운영하시는 분이다. 하루의 대부분의 시간을 주로 혼자 보내신다고 한다. 혼자 있을 때 특별히 다른 일을 하지는 않으신다고 한다. 여러 사람과 어울려 있을 때는 오히려 얼굴이 빨개지는 일이 없다.

사람들에게 둘러싸여서 즐겁게 시간을 보내고, 반응을 주고받을 때 편안함을 느끼는 분일까? 조용히 자기만의 감성을 즐기거나, 혼자 생각을 정리하는 것에 낯설어 하는 분일까? 소속된 곳에서 안정감을 느끼고, 집단의 정체성을 자신의 정체성으로 그대로 수용하시는 분 중에 간혹 그런 분들이 있다. 다른 사람이 나를 어떻게 생각하는지에 많은 에너지를 쏟고 타인의 인정을 통해서 만족을 느끼는 사람들이다.

자기 욕망을 표현하기보다는 배려하며, 협조하고, 양보하며 갈등을 줄이고 싶어 하는 사람들은 그만큼 자기의 마음을 들여다보기가 낯설다. 자신의 마음을 자주 의식하면, 주변과 균형을 맞추거나 조화를 이루기가 때때로 어려워지기 때문이다.

하지만 그런 삶의 태도를 가진 채, 혼자 남겨지게 되었을 때, 그 사람은 어떻게 자신의 존재를 느껴야 할지 망연하다. 가족을 위해 많은 관심을 쏟으며 지내는데, 배우자나 자녀가 자주 함께해주지 않을 때, 심심하고 서운해하는 모습으로 우리 주변에서 흔히 보이기도 한다. 그동안 자기가 살아있다는 느낌을 타인을 통해 얻어왔는데, 아무것도 아닌 존재가 된 것 같다는 불안이다. 착하고 배려심 많은 사람이 겪어야 하는 아픔이기도 하다.

"혹시 직원을 고용하실 수는 없는 상황인가요?"

대화 상대가 있으면 좋겠다는 생각이 들어, 상황을 여쭙는다. 그럴만한 규모는 아니라고 하신다. 혼자 시간을 길게 보낸다는 것은 영업이 그다지 잘 되지 않고, 그만큼 수입이 적은 것을 의미할지도 모르겠다는 생각도 들었다. 어떻게 하지… 고민하다가, 우선 천왕보심단을 권한다.

"일단, 얼굴이 빨개지는 것 같을 때, 이걸 한번 드셔보세요. 효과가 있을 거예요. 그리고 혼자 계실 때의 지루함을 어떻게 해야 할지 몰라서 그러실 수도 있을 것 같아요. 가게 문 열고, 하루 시작하시면서 오늘 하고 싶은 일을 하나씩 한번 적어 보시는 건 어떨까요? 요즘 유튜브도 재밌는 거 많을 텐데, 관심을 끄는 것들을 한번 적극적으로 찾아보시는 것도 좋을 것 같아요."

갱년기로 예상하고 오셨는데, 엉뚱한 대화들을 나눈 것에 살짝 의아해하심이 느껴졌다. 그래도 부드러운 성품 그대로 알겠다고 하고 가져가신다.

한 달쯤 지났을까. 사실 무던한 인상 탓에 한눈에 알아 뵙지는 못했다. 별말씀 없이 핸드폰으로 사진을 보여주신다.

"이거 하나 더 주세요."

약이 마음에 드셨는지, 똑같은 것을 확실히 구매하기 위해 사진을 찍어서 오신 것이다.

"아, 좀 괜찮으셨어요?"

"내가 얼굴 빨개지는 것 때문에 8년 정도 고생을 했는데, 이거 먹고 싹 없어졌어요."

"와! 정말요?"

살짝 신이 났다. 약효를 믿는 사람은 약이 좋아서라고 할 것이다. 하지만 자신의 증상이 나타났던 상황과 마음을 이해하면, 증상이 서서히 사라진다는 말을 믿는 사람은 그렇게 한 번 믿어볼 수도 있을 것 같다.

아들의 뇌에
이상이 생긴 걸까요?

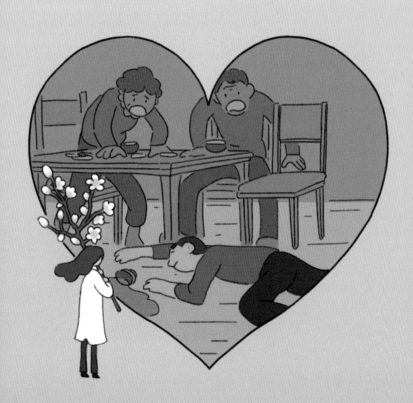

누군가에게 '갑자기'가 또 다른 누군가에게도 '갑자기'인 것은 아니다. 상황을 인식해 나갈 때 우리는 특정한 사실들을 연결해 나가는데, 그 특정한 사실이란 자기 필요에 맞게 자기가 선택하는 것이므로, 누군가에게는 그 사실과 연결된 민감한 단서들이 다른 이에게는 그냥 스쳐가는 것일 수 있다. 각자 만들어내는 맥락이 다르므로, 결과적으로도 서로 다른 이야기들을 가진다.

그럴 때 내 이야기에 속하지 못한 상대방의 파편은 사뭇 이해하기 어렵다. 갑작스럽게 느껴지고 당혹감을 주기도 한다. 그것이 소중한 사람의 안위와 관련되어 있을 땐 더더욱 그렇다.

"이 약이 무슨 약들인가요?"

조금 불안한 듯 보이는 60대 부부가 처방전을 보며 묻는다. 이런 경우 나의 머릿속에는 몇 가지 생각이 동시에 스친다. 일차적으로 병원과의 관계이다. 의사의 처방에 대한 불신으로 묻는 것이라면, 병원과 상조하는 약국에 고용된 나는, 어떻게 의사의 처방을 존중하며 오해를 사지 않도록 중재할지, 환자분들이 불쾌한 상태는 아닌지 살펴보는 것이 중요해진다.

다음은 그 처방의 의미를 정확히 이해하고, 내가 전달할 수 있을까 하는 두려움이다. 대략적인 처방 매뉴얼들이 있기는 하지만, 의사 개인의 수련 과정에 따라 과감성을 보이거나 경험적인 비전형 처방이 있을 수 있다. 그리고 복약의 과정에서 표현이 섬세하지 못할 경우, 오해가 생겨 꼭 필요한 약을 환자가 거부하는 일도 생길 수 있다.

그런데 이분들은 대체 무슨 일을 경험하셨기에, 병원에서 진료를 보고 난 후에도 아직 혼란스러워하고 계실까. 긴장한 채로 찬찬히 처방전을 훑어본다. 혈액순환제와 항염제, 신경안정제, 위장약. 처방만으로는 의미가 무엇인지 명확하지 않았다. 이쯤 되면 나는 더욱 미궁 속으로 빠진다. 모를 땐, 물으면 된다.

"무슨 일 때문에 진료를 보셨어요?"

여전히 불안한 표정을 하고 병원에 오게 된 경위를 설명해 주신다. 다소 초조해하는 자신들의 감정 보따리를 풀어헤쳐 꺼내어 놓는 것. 그분들이 경험한 혼란스러운 상황에 대해서 다른 사람에게 직접 설명을 시도한다는 것이 중요한 의미로 다가온다.

"아니, 밥을 먹다가 애가 갑자기 말을 못 하고 팔에 힘이 빠지면서 쓰러졌어. 그래서 내가 업고 왔는데…."

"세상에, 너무 놀라셨겠어요. 그래서 지금 어떻게 하고 있어요?"

"병원에서 링거 맞고 누워있는데, 뇌에 이상이 생긴 건가요? 갑자기 말이 안 나오는 것처럼 말을 못 하더라고요."

"식사 중이셨어요? 혹시 어떤 대화 중이셨는지 기억나세요?"

"그냥 평상시랑 똑같았지, 뭐 별다를 게 없었어."

"그게… 아버님 입장에서는 일상적인 대화이실 수도 있긴 한데요…. 혹시 아드님 입장에서 부담을 느낄 만한 주제는 없었을까요?"

"아…."

뭔가 짚이시는 게 있나 보다. 대체로 이렇게 순간적인 마비나 발작 등의 반응을 보이시는 분들은 자기가 느끼는 감정에 강하게 사로잡히는 성향으로 착하고 여린 로맨티스트로 WPI 검사 결과가 나오는 분들이 많다. 자기 마음을 쉽게 표현하지 못하고 감정이 자기 안에서 맴도는 경우가 많아서, 실제의 어려움보다 훨씬 두렵게 받아들이며 괴로워하기도 한다.

"내가 인테리어를 하는데, 그걸 좀 맡아서 해보라고 내가 불렀는데, 그게 그 애한테는 좀 부담이 됐을 수는 있겠네…."

"네…. 아드님은 아마, 싫다 소리도 잘 못하고, 힘든 일이 있어도 꾹꾹 참고, 기대대로 해내려 하고, 착하고, 예민하고 그런 분일 텐데…."

"맞아요, 얘가 너무 착해. 어머 어떻게 알았지. 너무너무 착하고, 진짜 하라는 건 다 하고…."

아들의 고운 심성에 평소 감동하고 계시던 어머님께서 바로 거드셨다.

"요즘 아드님 생활은 좀 어떠셨어요, 유난히 좀 피곤해하거나 그러진 않던가요?"

"말도 못 해, 회사도 너무 힘들어서 이직한다고 한동안 그러고, 또 손주가 이제 5개월이라 힘들지, 힘들어⋯."

"아이고, 회사에서도 뭔가 지금 편안하지 않으시네요⋯. 사람 때문인지 일 때문인지는 모르겠지만, 직장을 옮기려던 중이셨고, 때려치우고 싶은데 가장이 되셨고, 애도 어리니까 속 시원히 이직도 못 해버리는 것 같네요. 또 애가 어리면 잠도 잘 못 주무실 테고⋯. 30대 초반이 힘들어요, 힘들어. 일도 완전히 자리 잡기 전이고 가정도 새로 꾸리고⋯ 그런데 그런 와중에 부모님 말씀을 또 잘 듣고 싶으니까. 그런데 할 수 없을 것 같으니까⋯."

말하면서 살짝 아버님 눈치를 보게 된다. 이 상황을 같이 이해해보고 싶은 마음인 것이지, 아버님을 책망하기를 원하지는 않는다. 함께 밥을 먹다가 이상 증상으로 눈앞에서 쓰러져버린, 다 키운 아들을 업고 병원을 와야 했던 아버지의 마음은 또 오죽 두렵고 걱정되실까.

"그런데 아마 잘 모르셨을 게 당연해요. 표현을 잘 안 하셨을 거라서⋯."

"맞아요. 말을 잘 안 해, 애가."

아마도 싫은 내색을 했거나 적극적으로 저항을 표현했다면, 아버님은 기억하셨을 테고, '갑자기'라고 느껴질 이런 상황도 발생하지 않았을 것이다. 섬세하고 수용적이고 책임감이 강한, 순종적인 면이 있을 아들의 이미지를 그려본다. 아버지의 제안이 너무나 부담스럽고 받아들이고 싶지 않지만, 거절하거나 저항하기 두렵고, 해드려야 할 것 같은 마음 사이에서 모든 것을 차단하고 사라져버리고 싶었을지 모른다.

이 상황을 '평상시와 같았다'라던가 '갑자기'라고 표현하시는 아버님이 평소에 이런 아들의 심정을 세밀하게 헤아려 주기는 어려우셨을 것 같았다. 그 때문에 두 분이 서로 마음이 통하는 관계는 아니었을 거라 짐작해 본다. 얌전한 태도로 듣고 있었을 아들에게, 어쩌면 긴장과 두려움을 느끼게 하는 권위적이고 일방적인 아버지였을 수도 있다. 이것은 아버님이 반듯하고 훌륭하신 분이라거나, 다정하고 사랑이 넘치는 좋은 사람일 수 있는 것과는 아무 상관없이 벌어지는 일이다.

한 사람 한 사람이 제각각 평행 우주를 돌리고 있는 것 같은 기분이 든다. 같은 반찬을 두고 함께 밥을 먹고, 말을 주고받고 있지만, 서로가 경험하는 내면의 풍경은 완전히 다르다.

흔히 팔다리에 이상이 생기는 것과 비교해서 머리를 다치는 것에 더 큰 두려움을 갖는다. 뇌가 우리의 정신과 신체를 모두 관장하는 기관이라는 인식 때문에 그런 것 같다. 머리에 손상이 생기고 지능에 문제가 생겨서 사고력과 판단력이 저하된다는 것은 사람들 사이에서 동등한 존재가 될 수 없다는 공포감을 주기도 하는 것 같다.

그런데 그렇게 중요한 기관인 뇌를 작용하게 하는 것은 어떤 힘일까. 호르몬과 신경전달물질들은 근육이나 혈관과 마찬가지로 물질적 범주에 속할 뿐이다. 우리의 맨눈으로 쉽게 확인할 수 있느냐 없느냐의 차이일 뿐, 현상이라는 것에는 다르지 않다. 뇌의 문제, 신체의 문제로 이해를 하게 되면, 뇌파를 측정하고, CT를 찍고, 각종 첨단 의학 장비들에 몸을 맡겨 평균으로부터 얼마나 벗어났는지를 확인하면, 그 자체로 우리는 어떤 답을 얻은 것처럼 느낄 수 있을 것이다.

하지만 검사를 한다고 해도, 이렇다 할 것이 확인되지 않는 경우들이 대부분이며, 성대 기관과 팔근육같은 신체의 문제였던 것이 그대로 뇌라는 또 다른 신체의 문제로 치환될 뿐이다. 생리화학적 손상 가능성만 염두에 두는 것이다.

하지만, 감당하기 어려운 상황을 견딜 때, 믿고 있던 사실과 다른 현상을 목격해야 할 때, 수용되지 못한 마음의 충격이 한순간 몸으로 표현되기도 한다. 말을 잇지 못하기도 하고, 먹은 것이 얹히기도 하고, 귀에서 소리가 나기도 하며, 순간, 세상이 핑 돌고 쓰러지기도 한다.

이것이 꼭 신체의 손상을 의미하는 것은 아니다. 누구나 그러하듯이 너무나 가슴이 아플 때 눈물을 쏟아내고, 깜짝 놀랐을 때 외마디 비명을 지르거나, 너무 흐뭇해 웃음이 절로 나오는 것과 크게 다르지 않을 것이다.

단지, 마음이 눈에 보이지 않기에, 우리는 결국 신체로 표현되는 것을 통해서야 겨우 그 사람을 이해하게 된다. 그것이 드러나기까지 그 사람의 마음 안에서 어떤 상황이 전개되고 있는지 알지 못하기에, 타인의 반응은 때때로 '갑자기' 일 수밖에 없는 것이다. 그 사람의 평소 믿음, 그동안의 패턴을 파악하기 전에는 더더욱 그렇다. 가깝게 두고, 자주 보는 관계로 지내느냐와는 또 다른 영역이다.

"어쨌든, 이 약은 뭐냐 하면요…."

서로의 앞에 놓쳐진 종이 한 장을 두고서 나는 아는 만큼, 그리고 필요해 보이는 만큼 전달하기 시작한다. 이 약들은 신체로 표현된 증상이라는 급한 불을 끄기 위한 보완책이 될 수는 있지만, 아들이 겪는 마음속 곤경을 해결해 줄 수는 없다.

"너무 걱정하지 마세요. 뇌는 아무 문제 없어요. 뇌의 질병, 정신병 같은 문제가 아니에요. 당분간 뭐 하라고 하지 마시고, 부담 느끼지 않게, 조금 편안하게 해 주세요."

어머님의 눈에 살짝 눈물이 고인다. 긴장했던 마음이 조금 풀어지신 모양이다. 두 개의 다른 마음이 한 식탁에서 식사했듯이, 이 상황에도 두 개의 다른 이야기가 흐르고 있다.

하나는, 뇌에 갑작스러운 이상이 생긴 것 같은 아들이 부모님 댁에서 식사하다가 갑자기 말을 못하고 몸에 힘이 빠지며 의식을 잃었다는 이야기. 그리고 다른 하나는, 예민하고 여린 마음을 가진 사람이 급격한 삶의 변화와 기대받는 역할 속에서 부담을 느끼며 힘겨워하다가 잠시 자기 말과 행동을 멈춘 이야기.

약국을 나가시는 길에 다시 한번 뒤돌아보며 물으신다.

"그런데 정말 뇌에 이상이 생긴 것은 아니겠죠…?"

내가 드릴 수 있는 것이 약이 아니라 확신이라면 좋으련만, 아직은 여기까지다. 이 이야기를 읽는 당신은 둘 중에 어떤 이야기가 더 자연스럽게 느껴지는가. 어떤 이야기를 믿고 싶은가.

자기가 누군지 모르게
되어 버렸을 때

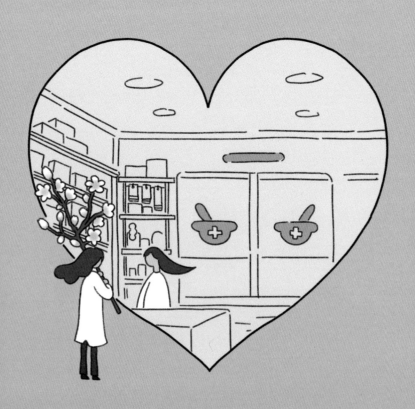

'띠링띠링'

누가 들어오려나 쳐다보니, 20대 젊은 여성이 문을 못 열고 있다. 문이 고장이 난 걸까? 그렇지만 조금 전만 해도 다른 사람들이 아무렇지 않게 오가던 문이었다. 무슨 일일까 자세히 보니, 그 여성은 문을 밀고 있다기보다는, 오히려 문에 떠밀리고 있다는 표현이 더 맞을 것 같았다. 힘을 어디에다가 줘야 하는지를 모르는 것처럼 보이기도 했다. 다 큰 성인이 가게 문을 열 힘이 없다는 것이 신기해서 한참 멍하니 쳐다보고 있었다.

"좀 도와드릴까요?"

희귀병이라도 걸려서 근육에 이상이 있는 사람인 걸까? 다시금 얼굴을 보니, 왠지 모를 서글픔과 처연함이 가득하다. 나이는 분명 20대일 것 같은데, 이미 다 늙어버린 사람의 모습 같았다.

"뭐 찾으시는 거 있으세요?"

"아 네…. 좀 뭐 좀 여쭤보려고…. 렌즈 관리액 말인데요. 단백질 제거 기능이 있다고 하잖아요. 그런데 우리 눈, 각막에도 단백질 성분이 있을 거 아니에요? 그러면, 이게 눈에 들어가면, 각막의 단백질도 손상되는 거예요?"

"아… 음…."

사실 나도 예전에 슬쩍 지나가면서 궁금했던 적이 있었지만, 딱히 찾아보지는 않았던 부분이다. 생화학 교과서의 그림들과 계면활성제 등이 떠오르는데, 뭐라고 확실히 말을 해야 할지 모르겠다. 모르는 내가 너무 창피해서 어물쩍 넘어가는 경우도 많았었는데, 그런 태도 때문에 더더욱 모른 채로 머문다는 것을 알게 된 뒤, 그냥 투명하게 모르면 모른다고 해버린다.

"글쎄요? 한번 찾아볼까요?"

그 사람이 나에게 준 기회를 소중히 여기며, 그 순간을 배움의 시간으로 활용하면 된다.

"아, 각막세포가 재생이 빠르대요. 그래서 식염수로 한번 헹구고 넣으면 더 좋긴 한데, 너무 번거로우니까 이 정도는 그냥 쓰나 봐요."

알게 된 사실에 대해서 궁금함이 많고, 종종 관련해서 생각을 이어 나가며 불안감을 가지는 분인가 보다. 보이지 않는 것에 예민한 사람인가 하는 생각도 든다. 그런데 아까 문을 열지 못한 건 어떻게 된 일일까.

"렌즈 관리액 사용하시면서 찜찜하셨어요?"

"네…. 눈이 자주 아파서. 제가 일회용 렌즈를 이틀씩 사용하거든요."

아마도 학생처럼 보이니 렌즈 비용이 부담스러워서 두 번씩 사용하나 보다. 그런데 그녀가 가지고 있는 걱정은 정확히 무엇에 대한 불안을 의미할까. 자신이 사용법을 적절히 지키지 않은 것이 두려운 것일까. 제품의 안전과 관련한 세상에 대한 불신일까. 아니면, 자신의 취약한 신체에 대한 우려일까. 셋 다일까?

예민하고 관념적인 사람이, 자기에 대한 확신을 가지지 못한 상태라고 볼 수 있을까. 그래서 무기력한 나머지 가게 문을 밀고 들어올 힘조차 내지 못했던 것일까.

"눈이 안 좋아지면… 어떨 것 같아요?"

"눈이 더 나빠져서… 책을 못 읽을까 봐 겁나요."

"책이요? 책을 못 읽으면 어떻게 되는데요?"

"글쎄요…."

"학생이에요? 전공이 뭐예요?"

"저… 저도 약…."

뜬금없이 책을 못 읽을까 봐 겁이 난다기에, 책 읽는 것을 재밌어하는 학생인가 보다 싶어서 전공을 물어봤는데, 후배였다!

그런데 이 떨떠름한 반응은 뭘까? 자신을 약대생이라고 소개하는 것에 대해 말이 잘 나오지 않는 것 같다. 말을 꺼내고 나서도 상대가 어떻게 받아들이는지 무척 신경을 쓰는 눈치였다. 마음에 들지 않고, 어울리지 않은 옷을 걸치고 외출한 사람처럼.

"와! 전공 어때요, 맘에 들어요?"

"저… 저는 이거…."

"왜요? 약대 가고 싶어서 간 거 아니에요?"

"저도 모르겠어요… 흐흑…."

갑자기 그녀가 울음을 터뜨린다. 그녀 안에 정리되지 못한 것들이 많은 것 같았다. 뭔가를 받아들이지 못하고 거부하며, 자신에게서 떼어내고 싶어 하는 듯이 느껴졌다.

"어디 다른 과 가고 싶었던 곳 있어요?"

"…철학과?"

"문과네요? 그러면 왜 안 갔어요?"

"모르겠어요. 그냥 그것도… 거기 가면 저랑 비슷한 사람이 많을 것 같긴 한데… 그리고 졸업하면 뭐 하죠? 저는 어떤, 철학적, 논리적 개념을 다룰 자신도 없어요. 자질도 없고 가망도 없는데 가방끈만 붙들고 있으면, 엄마도 저도 더 세상으로부터 소외될 것 같고…."

그녀가 하는 말이 무슨 말인지 섣불리 이해하기 어려웠다. 얼마든지 새로 시작할 수 있을 것 같은데, 충분히 관심 있는 것들을 탐색하며 융합해 나갈 수 있을 것 같은데, 그러지 못하는 이유는 무엇일까.

그녀는 새로운 개념을 알고 인간의 내면에 대해서 생각하는 것을 좋아했다고 한다. 잘하는 수학 과목으로 더 좋은 대학에 갈 수 있지 않을까 하는 막연한 기대로 이과에 갔고, 중간에 아빠가 편찮으시면서, 아빠를 평생 믿음직하게 돌봐줄 환경을 만들 수 있는 의사가 되고 싶었다고 한다. 그런데 의대도 못 갔고, 아빠는 이미 돌아가셨으며, 그냥 점수에 맞춰서 갈 수 있는 곳 중에서, 집을 떠나 자신이 태어난 곳에 와서 생을 마감하겠다는 (?) 마음으로 약대를 오게 됐다고 했다.

그러면서 자기는 어릴 때부터 과학을, 약을 싫어한다고 했다. 그럼, 그녀는 어쩌자고 이런 상황을 만들었을까. 스스로 만들었으면서 왜 이 상황을 또 못 받아들일까.

"저는 저의 성취에 대해서도, 중요한 가족 관계에 대해서도, 제가 기대하는 저에 대해서도, 저는 다 망했어요. 더 최악인 게 뭔지 아세요? 저는 최선을 다할 수가 없는 사람이라는 거예요. 영어를 못하면서도 영어 공부는 안 하고, 아빠가 혼자 집에 누워있을 걸 알면서도 밖에서 음악을 듣고 놀다가 들어가요. 철학과요? 겨우 시간이 맞는 철학 수업 하나를 확인하고 교수님께 청강 허락도 받았는데, 수업 중간에 들어가야 하고, 팀 활동으로 진행되는 게 쑥스럽다며 점점 빠졌어요. 도서관에서 혼자 책을 읽어봐도 진도도 안 나가고, 내가 뭘 하고 있는 건지, 뭘 하겠다는 건지 모르겠어요. 저는 뭔가를 이룰 만큼 저에게 엄격하지도 못하고, 재능도 없고, 능력을 키우려고 하지도 못하는 사람이라는 것을 확인했어요. 이런 제가 앞으로 더 산다고 한들 아무것도, 아무것도 해낼 수가 없을 것 같아요. 저라는 재료부터

가 썩었는데, 저로서 뭐가 될 수 있겠어요. 이런 저에게 지원하며 고통받은 엄마 아빠만 불쌍한 거죠. 저는 시간을 되돌릴 수가 없어요. 죽은 사람이 살아 돌아올 수도 없어요. 그리고 더 미치겠는 건, 시간을 되돌려도 제가 그때와 똑같은 나로 살았을 거라는 거예요! 저는 저에게서 벗어날 수가 없어요."

철저하게 자기를 부정하는 태도 앞에서, 나는 무슨 말을 해야 할지 모르겠다. 그녀가 살겠다는 건지 죽겠다는 건지, 후회한다는 건지 계속 그렇게 살겠다는 건지도 헷갈렸다. 다리가 부러진 채, 날개도 꺾인 채, 진흙밭에 던져진 새 같았다. 어떤 위로와 격려를 보내도 모든 것은 진흙에 파묻혀 그녀에게 가 닿지 않을 것 같았다. 그녀 스스로 머리를 진탕 속에 집어넣지는 않고 있었지만, 도무지 빠져나올 생각도 없어 보였다.

"그래도… 약사 면허증이 하나 있으면 좋잖아요. 노후 대비도 되고… 급할 때 일도 할 수 있고… 약대를 다닌다고 해서 꼭 약사만 해야 하는 것도 아니고… 저 학교 다닐 때는 영화 찍고 싶으셔서 일부러 약대 오신 분도 계셨었는데… 자기 하고 싶은 거 안정적으로 하고 싶으시다고… 그런 얘기 많이 들어보기는 했죠…? 어때요?"

어쭙잖게 겉도는 말들로 그녀의 상황을 긍정해 볼 수 있도록 시도해 보았다. 하지만 자신에 대한 기대가 큰 사람들은 종종 마음이 분산되는 것을 원치 않는 것 같다. 자신의 행적과 관심, 생활 에너지가 온통 한 곳에 꽂힌 채, 아주 단순해지기를 갈망하는 면이 있는 것 같다. 쉽게 민감해지고 혼란스러워하는 성향 탓에 자신을 보호하고 싶어서 그런 것 같기도 하고, 자기가 기대하는 완벽한 환경에 대한 기준을 핑계 삼으며 불안해하는 것 같기도 하다. 그래서 그런 그녀에게 나의 말들이 스며들지는 못했으리라.

"맞아요. 그런 얘기들 많이 하죠. 일단 약대 나오고 하고 싶은 거 하면서 살면 된다고."

그녀의 대답은 어딘가 한 겹 붕 떠서 체념하는 듯, 관조하는 듯 느껴졌다. 그리고 말을 이었다.

"어제는 잠이 안 와서, 드라마를 봤어요. 개와 늑대의 시간"

"이준기 나오는 거요? 국정원?"

"네. 저는… 약사님이 얘기해 주신 대로 그렇게 지내면… 저를 잃어버릴 것만 같아요."

어릴 적 부모를 청방 조직 보스에게 잃고 국정원 요원이 된 〈개와 늑대의 시간〉의 주인공. 그는 의욕이 너무 앞선 나머지, 청방 조직 소탕에 실패하게 된다. 이후 국정원 언더커버 요원으로서 또다시 복수를 시도하려는 순간, 청방 보스가 사랑하는 여자의 아버지라는 것을 알고 주저한다. 증오의 대상에게 복수를 하면, 그가 사랑하는 사람도 자신과 같은 처지가 되어버릴 터. 혼란에 빠진 주인공은 추격전을 벌이다 상처를 입고 그만 기억을 잃어버린다.

그렇게 주인공은 부모의 복수를 하려던 마음, 여자친구를 사랑했던 자신의 마음, 자기가 어떤 마음을 가진 누구였는지 모두 잊은 채, 역설적으로 자기가 파괴시키려 했던 청방 조직의 충성스러운 일원이 되는 새로운 삶을 살게 된다. 그러면서 관련된 동료들이 하나둘씩 다치고 죽어가도, 자기 마음을 잃어버린 그는 더 이상 상황을 이해하지 못한다. 사랑하는 사람도 알아보지 못한 채, 그에게는 맹목적인 충성만이 남았다. 기억을 되찾은 후에도 누가 내 편인지, 누가 적인지 혼란스럽기만 하다. 끝끝내 복수하려 했던 청방 보스마저도, 그에게 어떤 의미 있는 존재였다는 것을 알게 되는데….

개와 늑대의 시간, 하루에 두 번, 빛과 어둠이 바뀌는 시간. 어스름한 풍경 속에서 저 멀리 다가오고 있는 것이 내가 키우던 개인지 나를 물어뜯을 늑대인지 알아보기 어려운 시간을 말한다.

혼란에 빠진 그녀는 십여 년 후 사람들에게 개로 보이게 될까, 늑대로 보이게 될까. 그녀는 자기가 개라고 생각하고 있을까 늑대라고 생각하고 있을까. 약사라는 안정적인 타이틀을 쥔 채로 그녀는 자신의 야성을 지켜낼 수 있을까. 얼굴에 가면이 붙기 시작하면, 과연 무사히 떼내어버리는 것이 가능할까.

자기는 그 어느 것도 아니라고 생각할지 모르는 그녀는, 아마 약국 문을 힘껏 열고 나갈 수조차 없을 것 같았다.

집 한구석에서
가쪽이 죽어갈 때

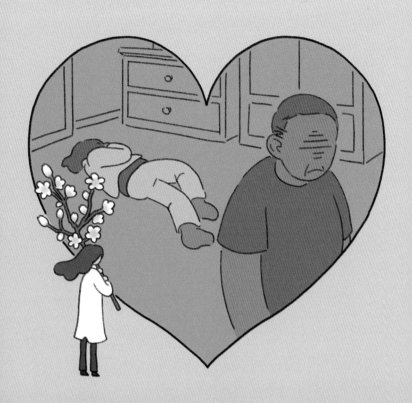

"나는 오직 여기 병원 약만 들어, 내가 계속 혈압이 조절이 안 돼서, 막 널뛰기하더니 여기 와서야 잡혔어."

처방전을 보고 연세를 살핀다. 74세 여성.

사실 동네 약국에서 근무하면서 접하는 어르신들께서 일반적으로 드시는 혈압약은 대부분 말초혈관을 확장해 주는 칼슘 차단제다. 그런데 왜 여기 약만 잘 들을까? 가만 보니, 신경안정제가 같이 들어가 있다.

"혈압이 도저히 안 잡혀서, 막 심장내과에도 가보고, 갔더니 별수가 없대. 자기도 왜 그런지 모르겠대. 그래서 혈액내과를 가보라고 하더라고. 그래서 혈액내과에 갔더니 뭐? 면역글로브?"

"면역글로불린?"

"응응, 그런가 봐. 희귀병이라는 거야. 폐 옆에 뭐가 보인다고. 그것 때문일 수 있다고. 근데 약도 없대. 치료도 못 한대. 그래서 선생님, 이게 약도 없고 그러면 어떻게 하냐고 물어보니까, 항암제밖에 없다고 하더라고."

70이 넘은 할머니 폐에 생긴 이상해 보이는 조직. 정체를 알 수 없는 조직을 혈압이 조절되지 않는 원인으로 간주했을 수도 있다. 혹은 그와 관계없이 일단 이상 조직을 제거하기 위해 항암제라는 의료적 선택지를 말씀하셨던 상황이었을 것 같다. 아마도 할머니는 항암제라는 말을 듣고 무척 충격을 받고 놀라셨을 것이다.

"그러더니 또 류머티스 쪽에 가보라는 거야. 그래서 또 갔지. 그랬더니 이게 뭔지 확실하게, 자기들은 확실하게 밝혀내야 한다면서. 그러면서 CT도 막 몇 번씩 찍고. 그거 엎드려서 들어갔다 나왔다 몇 번씩 하고. 그러고서는 여기를 째서 찌르더라고. 조직을 뜯어내서. 눈으로 보기에는 면역글로브…?인데, 조직 검사를 꼭 해봐야 안다는 거야. 그래서 또 그거 하고, 결과 보러 오라 해서 갔더니, 면역글로불린 그거래. 근데 그게 폐 옆에 있는 거라 위험할 수 있으니까, 부작용이 있을 수 있으니까 며칠 입원하라고 하더라고. 내가 고생을 고생을… 기운도 하나도 없고."

그랬을 거다. 병원에서는 확실한 생리학적 근거를 찾기 위해서, 진단을 정확히 하기 위해서, 환자의 몸을 확인하고 싶어 한다. 환자가 어려움을 호소하며 찾아왔는데, 그 실체를 명확하게 규명해 주는 것이 책임감 있는 행동이라 믿을 것이다. 다른 병원에서 검사결과지를 가져온다고 하더라도 다시 꼼꼼히 새롭게 확인하고 싶어 할 것이다.

일단 내가 할 수 있는 역할을 해보기로 했다. 신경안정제를 힌트 삼아, 바로 여쭤본다.

"언제부터 혈압 조절이 안 되셨었어요?"

"작년 추석 때부터."

"왜요, 추석에 뭐 힘든 일 있으셨어요?"

"내가 작년 여름에 추석 아래, 막 식은땀을 말도 못 하게 흘리는 거야. 땀을, 침대 커버가 다 젖을 정도로 흘리고 기운을 못 차리겠어서. 아들이 엄마 OO 병원 좋아하니까, 가서 주사 영양제라도 맞자. 내일 와서 맞자 했는데, 그날 내가 쓰러진 거야, 새벽쯤. 내가 한 2시쯤 일어났는데, 그 뒤에는 잊어버렸어. 그런데 세상에 기절해서 마루에 쓰러져 있는데, 우리 아저씨가 나를 그냥 놔둔 거 있지!! 사람이, 죽어가는데도!"

아직도 그때의 격정이 고스란히 올라오시는지. 말씀하시면서 음정이 불안하고, 온몸이 떨리시는 것 같았다.

"그러니까 우리 딸이 1시쯤 돼서 전화했었나 봐. 딸이 평소에도 전화를 자주 했는데, 아빠, 엄마가 왜 이렇게 전화해도 전화를 안 받아. 그게 엄마가 이렇게 전화를 안 받을 사람이 아닌데, 이렇게 잠도 많아서 잠을 잘 사람도 아니고… 그랬다고 하더라고. 그 이튿날 점심때까지 놔두는 사람이 어딨어!! 그것도 방에도 아니고 거실 앞에서 누워버렸는데!"

할머니의 감정이 너무 격렬하게 다가와서 부담스러워서였을까. 이야기를 들으면서, 나는 다른 생각들을 하면서 마음 한쪽이 불편해지기 시작했다. 나는 저런 자녀가 되지 못하는데… 하는 자책과 함께 과거의 이미지들을 떠올리고 말았다.

"그래서 우리 딸이 막 애들 보내놓고 막 부랴부랴 차를 밟고 오니까, 엄마가 마루에 팍 쓰러지고 기절해서 있더래. 엄마, 엄마, 울고 막 난리를 치면서 흔들어도 눈만 멀렁 뜨고, 눈도 감지도 못 하고, 눈만 떼굴렁 뜨더란다. 그래서 우리 엄마가 죽었으면 눈을 못 뜨는데, 안 죽었으니까 눈을 뜨나 보다 싶어서, 딸이 오빠보고 119 빨리 전화하라고. 우리 딸은 이제 119가 빨리 안 오면 어떡하나 막 마음을 졸이고 있는데, 그래도 119가 빨리 왔대."

정말 다행이었다. 혈압이 들쑥날쑥했던 이유는 이것이었을까? 심장은 뇌 다음으로 신경 분포가 많아 마음의 영향을 많이 받는 장기이다. 우리 마음이 조급해지거나 충격을 받으면, 심장의 움직임이 과해지는 이유다.

내가 누군가와 살고 있어도, 아무런 도움도 받지 못하고 죽을지도 모른다는 공포. 그리고 그 누군가가 남도 아닌, 지난 몇십 년을 함께 살아온 배우자일 경우, 나에게 관심도 도움도 주지 않는 그 사람에 대한 실망과 분노, 배신감과 혐오감이 엄청날 것 같다는 생각이 들었다.

"아니, 기절했으면 애들한테 너 엄마가 이렇다고, 연락이라도 해야지. 세상에, 어떻게 같이 사는 마누라가 쓰러졌는데! 여태까지 내가 그런 인간이랑 살아. 10시간이나 기절해서 누워있는데도 119 불러서 병원에 데리고 갈 생각을 해야지, 그걸 그냥 놔두는 남편하고 내가 살아야 하나?! 이런 거를 너무 신경 쓰니까, 잠도 못 자고…. 내가 딴 거는 소원이 없어. 내가 남편 머릿속을 현미경으로 한번 들여다봤으면, 그게 소원이다! 개념이 없어요! 걱정도 없고, 돈도 걱정 안 하고, 바깥도 몰라. 누구하고 어울리지도 않고. 사람이 어떻게, 생각을 안 하고 사냐고! 오로지 제 생각밖에 없는 거야. 지는 가정도 못 돌보고 살면서, 자기 생각만 무조건 옳고.”

내가 쓰러져 죽을지도 모르는데, 나를 구하지 않았다고 생각되는 남편을 매일 마주하기도 힘들 것 같다. 그러니 곁에서 잠을 같이 자려고 누우면, 어떻게 잠을 잘 수 있을까. 매일 밤 억울하고 불안하고 잠을 못 자는데 어떻게 혈압이 정상으로 유지될 수 있을까. 애초에 있었는지 없었는지도 몰랐던 희귀병, 자가면역글로불린이니, 항암제 투여니, 그보다 근본적인 문제가 있다는 것이 자명해진다.

“내가 왜 이런 생각을 하냐면, 옛날에 내가 젊을 때, 너무 무능력해서 못 살겠다고 달려들었더니, 어떻게 어디다 밀었는지 벽에 부딪혀서 기절해서 못 깨어난 거야. 한참 얼마 지났던 것 같아. 이제 엄마가 안 깨어나니까, 우리 아들이 네 살 때 얘기야. 문을 열고 아줌마! 우리 엄마 죽었어요! 우리 엄마 죽었어요! 그러는 거야. 이제 내가 깨어나려 하니까 그 소리가 들리더라고.

그때도 그렇게 기절했을 때도 병원도 데리고 갈 생각도 안 하고, 저러다 깨어나겠지. 그러면서 내가 생각할 때, 이제 내가 살면서 결과가 나온 거잖아. 빨리 가면 병원 가서 살 수 있는 것도 우리 영감이 저렇게 10시간 놔둬서. 우리 딸이 전화를 안 했으면, 내가 저녁까지 누워있었으면 죽었지, 살지를 못하는 거야. 그러니까 그 생각을 내가 맨날 하고 살았어."

처음이 아니었던 것이다. 결혼 초반에 있었던 갈등과 위험은 사는 내내 할머니의 불안 요소였을 것이다. 이 사람과 살면서 언젠가는 내가 이런 일을 또 겪을 수 있다는 그런 생각을 품고서, 억울하고 분한 마음을 쉽게 삭히지 못하셨을 것이다. 지난 추석에 쓰러진 일은, 할머니께 결혼 초반에 일어났던 그 40여 년 전의 일과 이어져 있는 느낌이 들었다.

"한 번은 우리 동생이 새벽에 나오다가 얼음에 미끄러져 머리를 다쳐서, 수술하려고 머리를 다 깎였더라고. 그렇게 수술을 했는데 20일을 안 깨어나는 거야. 그래서 중환자실에서 교대로 지키고. 거기서 이제 어떤 여자가, 자기 아는 여자도 남편하고 낮에 싸웠는데, 남편이 나갔다가 저녁에 와서 보니까 여자가 누워있더래. 그래서 술에 취해서 누워있나 보다 하고, 그냥 그러고 놔두고 아침에 나가버린 거야. 그렇게 조금만 일찍 왔으면 이제 깨어나는 건데, 너무 늦게 와서 여자가 안 깨어나는 거야,

수술했는데도. 그래서 나는 내가 만약에 당하면 저 여자처럼 되겠다는 생각을 항상 하고 살았는데, 그 결과를 작년 추석 아래 그거를 경험했잖아. 우리 영감탱이가 그래 다쳐서 내가 기절해 가지고 10시간이나 누워 있었는데도, 병원도 데리고 안 가고, 자식들한테 전화도 한 통 안 하고."

저 무심하고 무능하고 무책임한 남자는 나에게 폭력을 행사하고, 내가 쓰러져있다고 해도 구해주지 않고, 죽게 내버려 둘 것이라는 두려움. 40년 가까이 품고 왔던 불안과 의심을 생생하게 체험한 뒤, 혼자서는 더 이상 감당할 수 없는 지경에 이른 것이다. 이런 마음의 연관성이 스스로 파악되지 못한 상태에서 혈압 조절제만으로는 그 분노와 절망, 무기력, 불안, 공포를 누르지 못했다.

한참을 듣고 있던 내 마음은, 또 나의 문제로 불편해지고 있었다. 아빠가 뇌출혈로 반신불수가 된 채로 집안에 누워계신 지 일 년쯤 지났을 어느 날이다.

목욕을 마치고 힘들어하시며 아빠는 방까지 몸을 끌고 오시지 못하고 계셨다. 그날따라 나는 엄마를 졸라 새 옷을 사 입고서 무척 신이 난 상태였다. 아빠 앞에서 새로 산 치마를 한번 펼치며 돌아 보였고, 아빠는 '그래, 참 예쁘다.'라며 미소를 지어주시고는 그 자리에 그대로 누워버리셨다.

네다섯 시간쯤 지나서였을까. 무엇인가 잘못되었다는 느낌이 들었다. 아빠가 누워 계시는 자리가 소변으로 흥건해졌다. 하지만 그때까지도 엄마와 나는 정확히 어떤 상황인지 알지 못했다. 혼수상태에서도 코를 골 수 있다는 것은 생각도 해보지 못한 일이었다. 주무시다가 곧 일어나시지 않을까…? 정도로 나는 생각했던 것 같다.

잠이 드셨다고만 생각하기에는 도저히 시간이 너무 길어지고 있었다. 엄마와 나는 구조대를 불렀고, 들것에 묶여 아빠는 병원으로 이송됐다. 계단을 거칠게 내려갈 때마다 나는 아빠의 머릿속에 피가 번지는 것을 상상하며 두려움에 질렸다.

병원에서는 수술을 한다고 해도 의식이 돌아올 수 있을지는 장담할 수 없다고 했다. 사회 수업 시간에 교복을 입고 앉아서 한없이 가볍게 나불거렸던 안락사 논의는, 어느새 내가 아빠를 두고 직면한 초통한 현실이 되어 있었다. 큰집 식구들과 병원에 앉아 고통스러운 밤을 보냈다. 그렇게 아빠를 보내야 했다.

가을, 겨울, 봄, 여름.

뒤틀려버린 눈과 마비된 신체에 묶여 누워계시던 아빠의 귀 뒤로 하염없이 적셔 내리던 눈물에는 무엇이 담겨 있었을까. 나는 아빠가 생전에 자리했던 곳에 그대로 누워, 나의 눈에서 새 나오는 그것이 아빠와 닮아있기를, 그렇게라도 아빠의 마음과 닿을 수 있기를 간절히도 간절하게도 원하고 또 원했다.

아빠는 다시 일어나고 싶으셨을까? 깨어나야만 하는 이유가 있으셨을까? 깨어났다면, 오늘 그 할머니처럼 억울하고 원망 섞인 격정을 토하셨을까? 누워계시던 일 년 동안 가족에게 짜증 한번 부리지 않고 혼자 삭히시던 아빠, 악한 기운이라고는 하나도 없는 사람이라는 감상을 친구분께 듣던 아빠, 정신을 잃기 직전에도 철없는 딸에게 예쁘다고 해주시던 아빠.

나는 시간을 되돌린다고 해도 상황이 별로 다르지 않았을 거라는 생각에서 벗어나지 못했다. 내가 원하는 것들을 우선시하느라, 혼자 거동이 불편했을 아빠를 외면했던 기억들이 괴로웠다. 빨간 구두를 신고 춤을 추었던 다리를 도끼로 동강 내고 싶었다. 고통스러운 상황을 수용하는 나의 방식은 그런 식이었다. 내가 의대에 가려고 하지만 않았으면, 아빠도 돌아가시지 않았을 것이고, 엄마도 힘든 상황에 처하지 않았을 것이라고 생각했었다. 그렇게 나는 내 삶의 욕망과 꿈을 모두 제거하길 바랐는지도 모르겠다. 나라는 사람은 이기적이고 타인에게 무심할 수밖에 없는 존재 같다고 생각하며 내가 나라는 것을 견딜 수가 없었다.

시간이 지날수록 아빠가 없는 세상에도 웃음과 즐거움이 남아 있다는 사실에 참을 수 없이 분노했다. 용서를 구하고 싶은 대상이 더 이상 살아 존재하지 않는다는 사실에 절망했다. 죽음의 냄새를 깊게 새긴 채, 차마 말 못 할 원망과 의구심을 지우려 애썼다. 나만 나를 벌하면 된다고 믿으며, 그러면서도 치사스러운 구원을 꿈꾸며.

나와 그 할아버지는 얼만큼 다를 수 있을까. 다른 사람의 이야기를 들어야 하는 상황에서, 해결하지 못한 자기 문제를 맞닥뜨리면 온전히 그 사람의 입장이 되어 주지 못하고 이내 감정이 혼란스러워진다. 누군가의 마음을 함께 들여다보고자 하는 사람은 그래서 자기 삶의 문제부터 먼저 솔직하게 들여다볼 수 있어야 할 것 같다. 갈 길이 멀다.

사랑으로 삶을
버텨내고 난 후에

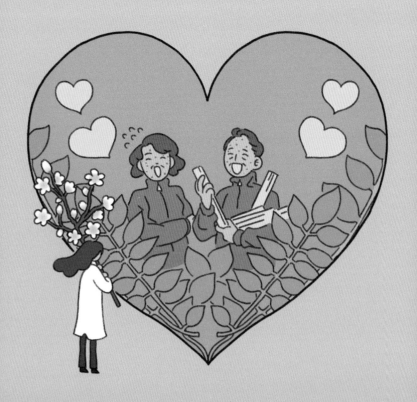

"이놈의 옻! 내가 먹지도 않았는데! 보기만 해도 이러면, 내가 차라리 먹고 고생을 하는 게 낫지!"

먹지 않고 쳐다보기만 해서도 옻이 오른다니. 정말 기상천외한 일이다. 마음이 몸에 작용하는 걸 떠올리지 못했다면, 그녀가 재치 있게 거짓말도 잘한다며 웃어넘겼을 거다.

"옻 오른 거예요? 온몸이 다 그래요? 어디가 제일 심해요?"

가벼워진 옷차림 사이로 살짝 피부의 상태가 보인다. 편안한 체격에 환한 웃음. 아픔도 농담 소재로 삼을 수 있어 보이는 쾌활하고 호기로워 보이는 여성. 먹지도 않았다는데! 눈으로 쳐다보기만 했다는데! 이렇게 옻이 올라서 고생한다. 참으로 신기하고 억울한 일이다.

"해마다 이래. 작년까지는 병원에 몇 번씩 가서 주사 맞고 그랬는데, 고생도 참 많이 했어."

옻은 살균 효과가 뛰어나고 비위를 따습게 덥혀주는 약재다. 어릴 적 부모님을 따라 승산산 약수터를 주말마다 졸졸 따라다녔다. 철마다 산으로 들로 개구리와 미꾸라지를 잡으러 다니셨던 아빠와 꿩만두나 토끼고기 같은 토속 음식을 종종 언급하시는 엄마 덕에 옻은 친숙한 약재다. 깔끔하지 못하게 음식에다가 왜 거친 나무 막대기들을 넣고, 구린 맛을 내는지. 피부에 난리가 난다면서 뭐 하러 굳이 약 복용까지 하고 먹는지. 이해할 수 없던 나도, 어느새 특유의 구수한 풍미를 좋아하고 그리워하며 종종 찾게 되었다.

식당을 운영하는 그분은, 주말이면 가까운 산의 조그만 텃밭에 옻을 심어 관리하신다고 한다. 위암 초기까지 갔던 남편이 옻을 먹고 싹 나은 뒤로 시작한 일이라고 하신다. 신경 쓸 것도 많고 고되게 느껴지는 식당 일과 달리, 주말마다 남편과 산에 올라가서 아기자기하게 짓는 농사가 재미있다고 하신다. 옻 덕분에 남편의 위 건강도 좋아지고, 공기 좋은 산에 둘이 올라가 밭을 가꾸는 게 행복하시다고.

"세상에! 그러면 남편분 건강 때문에 계속하시는 거예요? 남편분께 얘기해 보셨어요? 내가 당신 좋아하라고 당신을 위해서 이렇게까지 고생한다!"

"그 사람도 같이하니까, 같이 힘든데 뭘 그런 얘기를 해…"

"그래도 한번 얘기해 보세요. 그래서 남편분이, 아! 당신 고생하는 거 내가 너무 잘 알지! 정말 고마워! 이런 얘기 들으면, 기분이 어떠실 것 같으세요?"

"그러면 기분은 좋겠지ㅎㅎ"

손으로 입을 가리고 수줍어하며 웃던 그 모습이 얼마나 예쁜지. 그날 그 마음을 남편과 서로 확인할 수 있었을까. 서로를 아껴주고 마음을 나눌 사람이 곁에 있어서 삶이 아름답다고, 아프

114

고 지쳤을 때 보살펴 주는 사람이 있어 감사하다고.

　나에게도 고맙고 아껴주고 싶은 배우자가 있다. 그를 만났던 당시의 나는 아빠를 잃고, 꼿꼿이 바른 자세로 책상에 앉아 하염없이 눈물로 문제집을 적시며 주로 시간을 보냈다. 곧잘 머리가 너무 아팠다. 늘 뇌가 반쯤 물속에 잠겨 있는 것 같았다. 아빠가 투병하셨다기보다, 병마에 린치 당한 듯한 흔적이 남은 집에 들어가는 것이 싫어서, 밤마다 석촌호수를 헤맸다. 당시 나는, 모든 행위와 경험을 '수능이 끝나면'이라고 미루고 있었는데, 죽더라도 '수능이 끝나야' 죽을 수 있는 것으로 희한하게 생각을 하고 있었다.

　나는 그와 함께일 때만 두통이 사라진다고 생각했었고, 그는 나의 '아스피린 보이'였다.

"봉사활동 같은 거 관심 있어?"

"봉사활동이요? 학교 다닐 때는 몇 번 했는데."

"나는… 너무너무 죽고 싶은데, 너랑 있으면 살고 싶어지니까."

"봉사활동 어떻게 하는 건데요?"

"그냥 내 옆에 있으면 돼."

　실체 없는 관념의 세계를 떠돌고 겉돌던 나는, 세상에 오롯이 담겨있는 그가 부러웠다. 분명한 시간과 현실 속에 존재하는 그가 좋았다. 금기된 선을 궁금해하며 기웃거리고, 극적인 상황들을 꿈꾸던 나와 달리, 사회와 부모 말에 순순히 협조하고 울타리 안에서 반듯하게 지내는 듯한 그가 좋았다. 그는 내가 이해하지 못하는 '당연히 안 되는 것들'에 대한 자연스러운 감각들을 가지고 있었다. 냉정하게 현실의 우선순위를 놓지 않고, 소시민적인 삶의 가치를 높이 쳐주며, 규칙들을 준수하는, 나와 다른 그가 한없이 신비로웠다.

무책임하고 이기적이던 내가 아닌, 그처럼 그가 살아온 방식으로 살았다면, 나는 아빠를 잃지 않을 수 있을 것 같았다. 아빠를 잃고, 엄마가 힘든 이유가 내가 착하고 고분고분한 딸로 살아오지 못한 것의 결과인 것만 같았다. 나는 그렇게 내 마음을 버리고 그를, 다른 사람을, 세상을 나보다 더 사랑하기로 했다.

새로운 생명과 창조를 꿈꾸며 끝없이 끝없이 다시 태어나길 소망했다. 그가 주는 시간과 감각에 감사하며, 내가 아닌 그를 숭상할 수 있어 행복했다. 내가 몹시도 좌절스럽고 싫던 나는, 그가 감싸 안았을 때만 존재 가치가 있었다. 슬픔도 절망도 그와 함께라면 잊을 수 있었다. 영원히 영원히 순간이 멈추길 바라며 울고 또 울었다. 오직 그를 통해서만 삶을 긍정할 수 있었고, 그를 사랑하는 것만이 내가 살아있어도 되는 유일한 이유였다. 그렇게 그는 나의 종교였고 구원의 길이었다.

그의 방식대로, 그의 곁에서, 그에게 인도받으며 살면, 다시는 사랑하는 사람들에게 무심한 내가 되지 않을 수 있을 것 같았다. 나의 관계에 대한 불성실이 보완되고 해결될 수 있을 거라 믿었다. 누군가를 아빠처럼 외로움 속에 두고 외면하지 않고, 더 이상 아무도 쓸쓸하게 죽도록 남겨두는 사람이 아닐 수 있을 것 같았다. 그렇게 믿으려 했다. 언니를 잃기 전까진.

착각이었다. 여전히 나는 나였고, 그는 그일 뿐이었다. 그의 마법은 그가 속하는 세계에서만 효력을 발휘했고, 나의 주변은 여전히 서먹하고 냉랭함이 깔려 있었다. 나를 미워하고, 그를 추종하며 형성해 온 세계가 나에게 자연스럽게 스며들지 못한다.

나와 나를 둘러싼 것들에 대한 파악을 미룬 채, 혹은 내가 나라는 것을 인정하지 못한 채 허둥지둥 위기감에 빠질 때마다, 근사한 것들에 맹목적으로 나를 던져 왔는지도 모르겠다. 그것과 가까워지면, 그 좋은 것들에 취해 있으면, 문제가 사라지는 거라고, 아픔을 잊게 될 거라고 믿으며….

그렇게 시작된 그와의 시간이 근 20년을 채워간다. 삶의 절반은 부모님의 그늘에서, 절반은 그와 함께 보낸 셈이다. 만약 무슨 일이 생긴다면, 나에겐 그가, 그에겐 내가 보호자가 될 것이다. 우리는 말년에 농사를 짓지는 않고 컴퓨터를 두 대 놓고, 온라인 게임을 같이 하기로 했다.

삶을 살아갈 때, 나보다 그를 사랑하는 게 더 쉬울 것 같았는데, 꼭 그렇지만도 못한 듯하다. 깊이 들어가기는 언제나 늘 어렵다. 관계에 의미를 더하기 위한 헌신이 의지만으로 잘 되질 않는다. 그리고 사랑이 아닌, 좀 더 성숙한 선택을 해야 하는 것은 아닐까 하는 의심도 끊이지 않는다. 내가 유예시켜 놓은, 구축하지 못한 나의 세계에 대한 갈망 또한 남아있다.

6월의 수국은 한 달 내내 푸르렀던 꽃잎을 초록으로 지운다. 자기는 원래 잎이었다고, 냉담한 푸른 꽃잎 따원 처음부터 내게 없었다고. 그저 수많은 초록빛 이파리 중의 하나인 것처럼 초록은 동색이라고 시치미를 뗀다. 그래도 내년이 되면 다시 푸르스름한 꽃을 피우고 말 거다.

젖소로
사육되고 있는 것 같아요

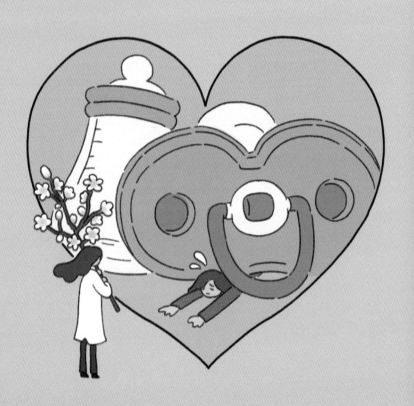

세 아이의 모유 수유를 2년씩 꽉 채웠다. 고지식한 면이 있는 나는, 첫아이를 품었을 때부터 서점에 깔린 육아 서적들을 훑으며, 책에 적힌 대로 아이들에게 옳다고 여겨지는 방향의 믿음을 차곡차곡 쌓아나갔다. 이 과정에서 포기나 실패는 나에게 일어나지 않아야 했고, 일어날 수 없는 일이라는 집념을 키웠었다. 돌이켜 생각하면, 불안과 강박과 집착으로 점철된 시간이었다.

그 시절 나는 내 인생의 문제 앞에서 눈 감기 위해, 엄마라는 자의식을 갖기 위해 필사적이었다. 이전 세대의 피상적인 돌봄에 치우친 불완전한 양육을 용서하지 못했다. 아이를 주군을 모시듯, 신을 숭배하듯 약간의 광기를 담아서 대했다. 아이의 욕구는 당시 나에게는 절대 선이었다. 잠에 들었을 때는 제외하고 매 순간 아이의 안색을 살폈다. 꿈에서의 부름조차 응하겠다는 다짐에 늘 곁에서 함께 잠을 잤다.

나의 행동과 생각들은 모순과 합리화로 가득했었다. 정작 아이에게는 가장 전통적인 방식의 엄마로서 생활하는 모습을 보이고 있으면서, 여자아이가 큰 세상을 맘껏 누비며 클 수 있어야 한다고 믿었다. 사회생활을 하고 싶은 나의 마음을 누르며, 세상에 대한 이론과 지식을 찾아다니며 거대 담론들에 취해 있었다. 정신적 보살핌을 우선시하면서도, 동시에 신체를 소모하는 돌봄 역시 포기하지 않으려 애썼다.

이상적인 엄마를 설정한 후 끊임없는 자기 포기와 자기 철회를 반복했다. 하지만 아무리 아이에게 인공품을 먹이거나 사용하는 것을 제한하고, 친환경으로 꾸며도 아이의 아토피는 사라지지 않았다. 아이는 아마 자신을 돌보는 엄마의 불안을 함께 감당하고 있었으리라.

자연주의에 대한 환상과 모성에 대한 칭송, 자녀의 권리를 위한 사회과학의 설교에 완벽한 육아는 더 부추겨진다. 그렇게 자신을 갈아 넣는 육아의 밑바탕에는 대리 성취와 보상에 대한 신중한 욕망이 포진되기도 한다.

외견상 자연스럽고 편리하게 여겨져 선호되던 것들이 유구한 시간이 흘러 의미를 잃고, 보편적인 풍속과 당위적인 규범으로 자리 잡는다. 그것들은 때때로 각자의 사정에 따라 권위를 지키는 교조적 통제로, 실존적 문제를 회피하는 자학으로, 인정받기 위한 수단으로 활용된다.

반발심을 모두 누르고, 격렬한 감정을 모두 소진한 지금에 와서 돌이켜보면, 그것들이 과연 그렇게까지 할 일이었을까 하는 회한이 남는다. 내가 겪어왔던 방황과 아픔 속에서, 첫아이는 나에게 너무나 절대적인 구원자처럼 존재했었다. 사회가 권장하던 통념과 주변의 인정, 소소한 행복들과 나의 왜곡된 믿음이 버무려져 육아에 대한 지독한 몰입이 나타났던 게 아닐까 싶다.

"저기, 입맛 돋게 하는 약도 있나요?"

반사적으로 비타민 B군과 아미노산이 조합된 영양제들과 시프로헵타딘이라는 포만감을 덜 느끼게 해주는 약이 떠오른다. 성급한 충동을 살짝 누르고, 누가 드실 것인지, 어떤 상황인지 묻는다.

"애 젖을 먹어야 하는데 도통 밥을 먹질 않아서, 큰일이야."

출산한 지 3주 된 딸의 조리를 해주고 계신 어머님이셨다. 조리원에 가지 않고 바로 친정집에서 조리를 시작하셨는데, 점점 생기를 잃고 우울해하며 밥을 먹지 않으려고 한단다. 한순간 쏟아냈던 기력을 추스르고, 벌어진 관절이 여물기를 기다리며, 밤낮없이 두세 시간 간격으로 핏덩이를 안아 올려 먹이고 재우고 하는 시간을 알고 있다. 신체적인 자신감을 잃고, 독립적으로 활동할 수 없는 좌절감을 견뎌야 한다.

어른 손바닥보다 겨우 조금 큰 꼬물락거리고, 좋은 냄새가 나는 경이로운 존재. 솜털 속에 폴딱이는 숨구멍과 오물거리는 귀여운 입술을 품에 안고 흠뻑 취해 보지만, 미지의 존재에 대한 두려움과 앞날에 대한 불안감을 완전히 지우진 못한다. 사회적 지위와 경력에 대해 초조함을 느끼기도 하고, 마음 정리를 미루고 있던 친정 부모에 대한 양가감정을 함께 감당하기도 한다. 잠투정을 겨우 달랜 후, 나비잠의 평온 속에서도 한 가지 뚜렷한 위기감이 덮치곤 한다. 이 불가역적인 존재 곁에서, 내 인생은 앞으로 어떻게 되는 걸까?!

모유 수유의 강박적 그물에서 벗어난 나는 이제 비교적 여유를 가지고 탐색을 해볼 수 있다. 가장 먼저 꼭 모유 수유해야만 하는 이유가 있는지 물었다. 어머님도 산모분도 그걸 원하신다고 하셨다. 그다음 그게 가능한 상황인지 확인을 해야 하는데, 아기가 빨아들이는 모유의 양이 적절한지, 과연 누가 무슨 수로 어떻게 그것을 측정하고 평가할 수 있을까. 기껏해야 유축을 해보거나 아기의 체중이 늘고 있는지를 확인해 볼 뿐이다. 산모는 정말 해보겠다고, 할 수 있다고 자신의 마음을 믿고 있을까.

"국물을 먹어야 젖이 나올 텐데, 애가 있는데 먹지 않으니 어쩌면 좋아."

"따님이 원래 국을 좋아하는 편이에요? 국물 잘 안 먹는 사람도 있잖아요."

"국 싫어해, 이전에도 국은 입에도 안 댔지."

국물을 입에도 안 대던 사람이, 오로지 아이에게 젖을 먹이기 위해 싫은 음식을 반복해서 먹어야 한다. 그것마저도 허용이 되지 않아서 식욕을 촉진하는 약을 찾는 상황에 순간, 숨이 막혔다. 아기라는 낯선 타인의 급격한 등장과 동시에 자기를 말살하라는 요구가 시작되는 것 같았을 것이다. 더 지속되면 산후 우울증이나 신경기능장애라며 정신과를 찾아가셨을지도 모를 일이다.

"젖소가 된 기분이겠어요. 하하"

"어! 그 말을 하더라니까. 자기가 젖소가 된 것 같다고!"

예전에 산모들끼리 주고받았던 농담을 흘려보았다. 하지만 아직 걱정을 지우지 못한 어머니는, 차마 같이 웃지 못하고 속상해하신다. 사람이 아닌 일개 짐승으로 전락해 버린 듯한 느낌을 받는 딸과 반드시 국물을 먹어야 젖이 나온다고 믿는 어머니.

어떻게든 해결해드리고 싶어서 병중 환자나 회복기, 수유기에 드시기 편한 앰풀 세트를 꺼내왔다.

"일단 뭐라도 먹어야, 산모도 건강하고 아가도 먹을 게 생기잖아요. 활력 비타민이에요. 밥 먹기 전에 이거 먼저 주세요. 한모금씩밖에 안 돼서 먹기도 편해요. 그런데 이 약이 효과를 보려면, 국을 더 이상 주지 마세요."

"국을 쳐다도 보기 싫대."

"그럼요! 애 낳고 벌 받는 기분이었겠어요ㅎㅎ 고생 많으셨어요. 그리고 요즘은 굳이 국물 안 먹어도 돼요. 찜도 좋아요. 애낳기 전이랑 똑같이 먹는 나라들도 많대요."

지리적 문화적 특징 탓에 강조되어 오던 것들이 있다. 그것들은 분명 한때 자연스러웠고, 유용했던 지혜였을 수 있다. 그러나 그것이 질서가 되어 획일적인 명령처럼 다가올 때, 누군가에겐 견딜 수 없는 불쾌감과 마음이 찢어질 듯한 고통의 체험이 되어 버리기도 한다. 강력한 성장의 경험이 그렇게 퇴색되는 것이 안타까웠다.

"그동안 조리해 주시고 아기 재우느라 같이 잠도 못 주무시고 어머니도 진짜 힘드셨겠어요. 같이 하나씩 드세요."

"어후, 진짜 내가 죽겠어. 애는 안 먹지. 또 엄마는 병원에 입원해 있어서 거기도 왔다 갔다 해야 되지."

"아이고, 세상에. 병간호하러도 가셔야 해요? 어머니가 병나시겠네! 이거라도 좀 드세요."

"아니야 됐어, 지금도 얼른 가봐야 돼."

자전거에 앰풀 상자를 싣고 황급히 그녀가 떠나간다. 자기 욕구보다 관계에 더 큰 의미를 두고서 가족을 돌보며 매여있을 그녀를 보내고, 내 마음에 헛헛한 균열이 생긴다. 따뜻한 책임감과 냉정한 소망 한 조각. 가족! 더할 나위 없이 소중하고! 미치도록 벗어나고 싶은!!

아이의 스마트폰을 뺏으면
생기는 일

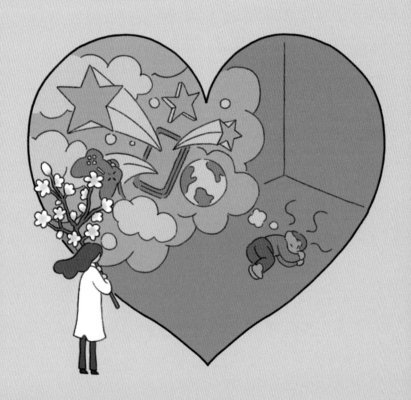

사십 대 초반의 여성 한 분이 약국 문을 열고 들어왔다.

"9살 아이 체할 때 먹는 약 있어요?"

"9살이요? 9살은 아직… 그냥 백초시럽 먹이시는 게 나을 것 같긴 한데, 체했어요?"

"자주 체해서 그냥 상비로 사다 놓으려고요."

"왜? 자주 체해요? 아이가 좀 예민해요?"

"식탐이 많아서ㅎㅎ 토할 때까지 먹어요."

우리는 보통 식사를 토할 지경까지 하지 않는다. 먹는 양이 어느 정도 정해져 있거나, 먹다가 배가 부르다고 느껴지면 그만 먹는다. 그런데 이 아이는 왜 체할 때까지 음식을 먹었을까? 아이가 무엇인가 충족감을 느끼고 싶다는 이야기로 나에게 다가왔다.

아이가 원하는 것을 할 수 없거나, 원하면 안 된다고 생각하여 두려워하거나, 혹은 달리 무엇으로 자기 마음을 채워야 하는지 아이가 모르고 있는 것은 아닐까. 세상에 대한 탐색을 마음에 담는 대신, 오로지 음식으로 배를 채우고 토하기를 반복하며 스스로 괴롭히고 있는 것 같았다.

초등학교 저학년은, 생활 영역이 확장되면서 엄마와 실랑이할 것이 참 많은 시기다. 학교에서 요구하는 것들도 살펴줘야 하고, 제각각 다른 환경에서 자라온 친구들의 영향으로 새로운 자극들을 많이 접하기도 한다. 그러면서도 아직은 아이가 부모와의 애착에 매달려서 자기를 형성해 나가고, 가족의 영향권 안에서 머무르려 하기에, 부모는 지금 습관을 제대로 잡아놓을 마지막 기회라며 조바심을 내기도 한다.

"주로 아이가 뭘 하며 시간을 보내나요?"

달라는 약은 주지 않고, 또 엉뚱한 질문을 나는 하기 시작한다.

"아무것도 안 하고 거의 누워 있어요."

"누워 있어요…. 어른들의 경우에, 열받거나 심심해서 그냥 계속 먹을 때 있잖아요. 혹시 요즘 아이가 뭔가를 하지 못하게 된 게 있을까요? 누워 있기 전에는 주로 뭘 했었는지 혹시 기억나세요?"

"아! 스마트폰을 너무 봐서, 그걸 요즘에 뺏었어요. 너무 하루 종일 그것만 봐서, 해야 할 일은 하나도 안 하고…."

"혹시 아이가 스마트폰을 보지 않고 뭘 하며 있었어야 한다고 생각하세요?"

"집에 오면 일단 옷도 개어 놓고, 가방도 걸고, 씻고 학원 숙제도 해야 하고 그래야 하는데…."

집마다 문화가 다르고, 부모마다 성향이 다르듯, 이런 규율에 대해서 나는 비교적 관대한 편이다. 일단 나부터 외출하고 집에 돌아오면 아무것도 하기 싫기 때문이다. 우리 집 아이들도 현관에서 신발을 벗을 때, 외투와 가방을 아무렇게나 던져 놓는다.

자기 방까지 사회생활의 짐을 들고 가기가 쉽지 않은 모양이다. 집에 들어오는 순간, 자신의 의무와 품위를 유지했던 것들을 다 아무렇게나 던져 놓는다.

첫 아이만 학교생활을 할 때는 그럭저럭 봐줄 만했는데, 학교에 다니는 아이가 둘이 되고 나니 현관이 엉망이 되어버렸다. 그래서 처음에는 작은 옷걸이를 놓았었는데 아무 소용이 없어서, 아예 커다란 상자를 현관에 두고 짐과 옷을 다 그 안에 넣어 놓으라고 했다. (물론 이마저도 쉽지 않았다!)

"핸드폰을 할 때는 주로 뭘 하던가요? 혹시 본 적 있으세요?"

"게임을 하거나 검색하거나…."

전자 기기를 활용한 게임은 성장기 아이들을 둔 부모들에게 항상 화두가 된다. 다른 친구들과 친밀감을 형성하는 또래 문화로서 인정하는 포용적인 시각과, 학업에 방해 요소라고 보는 엄격한 시각이 공존한다. 전문가들이 말하는 빠른 자극에 익숙해진다는 견해, 가짜 성취에 중독될 수 있다는 염려 등과 같이 부모들에게 불안을 주는 정보들 속에서 적절한 균형점을 찾기가 쉽지 않다.

사실 인간이 하는 행동들이 서로 엇비슷해 보일지라도 그 안에 담긴 의미는 저마다 다를 수 있다. 아이들은 게임을 통해 우정을 경험할 수도 있고, 미션에 몰두해서 얻어내는 성취감으로 자신의 문제 해결력에 대한 확신을 기를 수도 있다. 또한 학교와 책에 없는 생생한 지식을 얻을 수도 있고, 자신만의 독특한 세계를 구축하며 그것을 키워갈 수도 있다.

특히나 일상이 시시하고 호기심이 많은 아이들, 끝없이 친구들과 소통하며 자기 세계를 확장해 나가고 싶은 아이들에게 온라인 환경은 참 유용한 도구이다. 이러한 욕구들을 스마트폰으로 충족시켜 보려던 아이는, 뻗어나가던 배움의 가지가 잘리고 호기심의 싹이 꺾인 채로, 그저 방 안에 누워 있거나, 토하고 체하도록 먹는 것밖에는 할 일이 없었던 것은 아닐까. 그런 이야기를 조심스럽게 던져본다.

"그렇다고 마냥 하게 둘 수는 없잖아요."

그 심정 또한 백 번 이해가 간다. 일상생활 속에서 향락을 절제하고 생활환경을 정돈하며 유지하는 것은 분명 좋은 가치이다. 그리고 호기심과 탐색, 놀이 역시 자아를 성장시키는 중요한 덕목이다. 양쪽 모두를 취할 수는 없을까?

나 역시 이 문제를 고민하다가, 우리 부부의 성향과 취향을 고려하여 우리 집 상황에 맞춘 현재까지의 내가 찾은 답은 이렇다. 게임은 아빠와 아이들이 다 같이 시간을 즐겁게 보낼 수 있는 문화의 영역이고, 부모의 사랑을 느끼게 하는 활동일 수 있다는 것이다. 형제끼리 함께 모험을 공유할 수 있고, 각자에게는 사고력과 문제해결력을 키우며, 이야기를 만들어 창의력을 키울 수 있는 충분한 창작 수단이 될 수 있다.

이런 이야기들을 차근차근, 조심스레 전달해 보았고, 어머니는 그렇게 해볼 수 있다는 생각을 못 했었다며 꽤 흥미롭게 들어주셨다. 또한 스마트 기기를 긍정적인 방향으로 다르게 활용할 수 있는 가능성을 되짚어 보시기도 하셨다. 처음 화두로 던져졌던 것은 식탐과 식체의 문제였지만, 그렇게 우리의 대화는 아이들이 처한 환경과 그 안에서 부모가 선택할 수 있는 방향들에 대한 이야기로 확장될 수 있었다.

하물며 젖먹이 아이라고 하더라도 우리는 즐거운 마음으로 적절히 음식을 조절하여 섭취할 수 있다. 부모가 느끼는 아이에 대한 불안의 정체를 선명하게 확인하지 못했을 때, 아이가 공감하지 못하는 통제를 하게 된다. 이 과정에서 다소 예민하고 생각이 통통 튀는 아이들은, 명확하게 이해되지 못한 작은 제약을 두고, 때때로 자기의 방식으로 엉뚱하고 과장하여 해석할 수도 있다. 그렇게 아이가 스스로를 검열하며 자신을 가두는 것이 나는 두렵다.

부모가 아이와 살아갈 시간은 길다. 우리가 처한 상황과 그에 따른 자신의 믿음을 충분히 탐색해 볼 수 있다. 당장의 하루 이틀이 아이의 인생 전체를 결정짓지는 않는다. 그리고 각자의 집에 어울리는, 각각의 아이들에게 어울리는 여러 가지 다양한 길을 만들 수 있을 것이다. 중요한 건 부모가 어떤 믿음을 가지고 있고, 아이는 그것을 어떻게 받아들이고 있냐는 점이다.

아이들이 환경에 짓눌려 무기력해지지 않고, 특유의 상상하는 힘과 새롭게 시도해 내는 힘을 지켜낼 수 있다고 믿는다.

감옥에 보내 줘
그 남자랑 살고 싶어

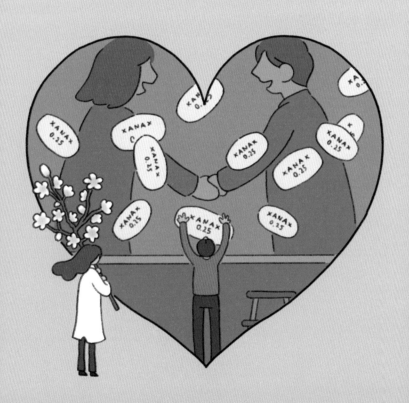

"지금 말씀이 너무 빠르고, 말이 겹치시는 게 조금 불안하신 것 같아요. 잠깐만 앉아서 숨 좀 돌리세요."

냉장고에서 비타민 음료를 하나 꺼낸다.

"내가 이거를 며칠 못 먹어서 그런 것 같아요."

자낙스. 약만으로는 불안증으로 드시는지, 우울증으로 드시는지, 수면장애로 드시는지 알 수가 없다. 어차피 약은 비슷하고, 결국 혼란스럽고 불만족하고 힘들다는 거 아닌가. 삶의 곤경을 겪는 상황. 어떤 창문으로 어떤 풍경을 보고 있는지, 찬찬히 살펴봐야 할 것 같다.

"의존성이 있어서… 드시다 안 드시면 아무래도…."

"맞아요. 이거 진짜 의존이 되어서. 내가 이거 끊으려고도 해봤는데, 못 끊어요."

"시도해 보신 적 있으세요?"

"10년 전에 끊으려고 3개월 안 먹었다가 육교에서 뛰어내렸어요."

"네???"

"나도 모르게. 기억에도 없는데, 내가 뛰어내렸더라고요. 그때 그래서 내 다리가 이렇게 됐어요."

정신과 약의 가장 안타까운 점은, 그 사람이 가지고 있는 삶의 문제를 덮어버리고, 더 이상 탐색하기 어렵게 한다는 데에 있다고 생각한다. 곤경과 아픔, 혼란 속에 내던져진 이의 고통을 완화해 주고, 상황을 견디게 해 주고자 편안함과 무덤덤함을 약이 제공한다. 극단적인 선택을 당장 막을 수 있다고도 한다. 하지만 정말 그럴까?

그것이 치유를 의미하는 것은 아니며, 현실의 문제를 해결하지도 않는다는 것에 많은 사람이 동의할 거다. 약을 중단하면, 그동안 눌려왔던 감정의 폭풍과 감각의 혼란이 격해지고, 통제감을 잃고서는 자신도 이해하지 못하는 행동들을 한다. 그리고 이어지는 불안과 공포에 완전히 휘감기며 자신에 대한 믿음을 더더욱 잃고, 그것을 병이 '재발했다'라고 표현하는 상황이다. 그렇다면 애초에 약을 시작하지 않는 것이 더 좋은 것이 아닐까?

하지만, 도저히 혼자서 감당하기 어려운 상처, 고통, 분노, 억울함, 혼란, 무기력 등과 관련하여, 그 사람조차 파악하지 못한 마음의 상황들을 제대로 함께 살펴봐주는 사람을 만나기는 쉬운 일이 아니다. 그 사람을 진정으로 도울 수가 없으니, 인생이 원래 그런 거라는 적당한 타협과 함께, 약이 등장하는 것이다. 어설픈 선의와 임시방편인 것이다. 하지만 언제까지 그것을 유예할 수 있을까.

약이 안겨주는 안정감에 길들면, 문제를 정확히 파악해 보려는 동기조차 잃는다. 애매한 상태에 머물러 지내며, 현상을 유지하며, 그럴 필요를 느끼지 못하게 되는 것이다. 돌파할 수 있는 근력은 더 약해지고, 가능성마저 사그라든다. 길이 없다고, 답이 없다고 생각할수록 이 선택지에 매몰되고 만다. 이렇게라도 살아남아 견디는 것이 더 좋지 않겠냐는 것인데, 정신과 약을 먹는 동안 자살 충동이 증가한다는 연구 결과들을 보면, 정말 그 사람의 마음이 원하는 것이 그런 삶일까? 의문을 남긴다.

원래부터 자살 충동이 있었기에, 정신과 약 때문에 자살을 시도한 것이 아니라고 주장하는 목소리도 있지만, 2~3배 정도까지 자살률이 뚜렷하게 증가하며, 자살이라고 판단하기 애매한 사건과 돌발적인 사고까지 포함하면 사망률은 5배를 훌쩍 넘는다. 왜 마음이 편안해지는 약을, 푹 잠들 수 있는 약을 먹었는데, 사람들은 더 죽고 싶어지는 것일까. 왜 자신도 모르게 육교에서 뛰어내리게 될까.

방어적인 태도만으로는 삶을 지켜낼 수 없다. 자기가 무엇을 원하는지, 무엇을 이루고 싶은지, 무엇에 자기 가슴이 뛰고 뿌듯함을 느낄 수 있는지 알 수 없게 된 채, 안전한 새장에 갇혀있는 새는, 차라리 죽고 싶어지는 것인지도 모르겠다. 그리고 그 새장에서 벗어나려고 시도하려는 순간, 그 안에서 시들어버린 날개와 연약해진 근육은 처음보다 더 깊은 절망 속으로 빠져들게 한다.

정신과 약에 대한 설명서에는, 대부분 장기적인 영향에 대해서는 알려진 바가 없다는 말이 간략히 표기되어 있다. 좋은 의도로 시작된 도움의 손길이, 혹은 누군가의 이익이나 의무로 시작한, 불확실한 투약 조치가 그 사람의 인생 전체에 어떤 결과를 만들어 내는지 연구를 한다는 것은 환상에 가까울지도 모른다. 누구도 그렇게 긴 시간 동안 많은 사람의 삶을 추적하며 연구하기 어렵고, 그 연구로 이익을 얻을 집단도 없다. 그렇기에 그만한 돈을 지불하고 싶은 곳도 없다. 연구가 가능하다고 한들 환경과의 상호작용을 완전히 구분해서 판단하기도 어렵다. 단한 번뿐인 인생은 선택지 비교가 불가능한 것이다. 자신이 어떤 상황에 부닥치게 되는 것인지, 앞으로 어떤 영향력에 지배받게 되는지 알아차리기는커녕, 피해를 입증할 수도 없다. 여기저기서 약을 권하는데, 복용 후의 삶은 자신의 책임이 되어버리고 만다.

"끊고 싶어도 못 끊어요."

힘들어도, 어려워도, 방향을 잘 잡아야 할 것 같은데…. 어떤 어려움이 있으셨던 걸까.

"이 약을 처음 복용한 건 언제셨어요?"

"애가 네 살, 두 살, 이랬을 때…."

상냥하고 수줍은 성향에 숫기가 없었던 그는 결혼 생각이 없다가, 같이 일하던 공장에서 부인을 만나셨다고 한다. 준비 없이 시작된 결혼이라 국내에서 버는 수입으로는 부족하다고 판단하셨고, 당시 활발했던 수출전략에 맞춰 외국의 공장에서 일을 맡기로 하셨다. 일 년 여정도 해외 근무를 하고 잠시 한국에 돌아왔는데, 그 사이 아내에게 다른 남자가 생겼다고 한다.

"내가 진짜 솔직히 바람피운 거, 그거 용서해 줄 수 있었어요. 내가 좀 성질부리고 하는 거, 몇 번 좀 받아주고 하면, 없던 일로 해줄 수 있었어. 내가 외국에 있고 그랬으니까. 그런데 기가 막힌 건, 감옥에 보내달라는 거야. 그 남자랑 살고 싶다고. 죗값을 치르겠으니, 자기를 감옥에 보내고 놓아 달라는 거야. 와… 내가 진짜… 너무… 너무 내가 생각도 할 수 없는, 말도 안 되는 소리를 듣고 나니까, 와… 미치겠더라고….."

20년도 더 지난 일이지만, 차마 말을 더 잇지 못하신다. 아직도 그때의 충격을 감당하기 어려우신 것 같았다. 조금 놀란 나역시 반응하기가 조심스러워졌다.

"그 얘기를 듣는데, 아이들을 두고 어떻게! 그렇게 책임감 없는 사람이랑은… 도저히 아니겠더라고. 그래서 내가 못 살겠다 그랬지. 가라고 그랬어요."

그녀는 그렇게 떠나서 원하는 것을 찾았을까. 새로운 삶을 살기 위해 치러야 했던 마음의 대가가 혹시 너무 크지는 않았을까. 자기 자리에서 마음을 붙이지 못하고 새로운 이상을 찾아 떠난 뒤, 그것에는 또 만족을 할 수 있는 사람이었을까.

"와…. 헤어지면 헤어지는 거지, 다른 남자한테 갈 테니 보내 달라는 건, 이거는 내 자존심이 견디질 못 하겠더라고요."

"잘했어요. 잘 헤어지셨어요…."

그렇게 자기 마음 하나 믿고, 모든 것을 감당해 내겠다는 그녀가 감탄스러웠다. 그런데 내 앞에 앉아있는 어느새 머리가 희끗희끗해져 버린 남편분을 대하자니 마음이 혼란해진다. 부서져 버린 그의 마음은, 그의 삶은 어찌하나….

"애들은 어떻게 됐어요…?"

"그래서 어쩌겠어요. 애들은 돌봐야지. 어머니가 애들 봐주시고, 나는 다시 외국에 나가서, 진짜 오로지 애들만 생각하면서 일해서 돈 보내고."

"대단하세요…."

그렇게 해외에서 몇 년 동안 돈을 가족들에게 부치다가, 너무도 외롭고 지쳐서 국내로 들어오는 중에 공항에서 그만 쓰러지셨다고 한다. 한국으로 들어오면서, 그 상황을, 과거의 아픔을 직면해야 하는 것이 힘겨우셨던 걸까.

"정신과에서는 뭐라고 했어요?"

"이 병은 반드시 무슨 일이 있어서 생기는 거라고, 말해보라고 하더라고요. 무슨 일이 있었는지. 꼭 뭔가가 있었을 거라고. 그래서 얘기를 했죠. 그때 그 여자를 죽였으면 내가 사는데, 그 여자를 죽이지 않고, 참아서 이렇게 병에 걸린 거라고 하더라고요."

"아… 그러게요…."

완전히 틀린 말은 아닌데… 그래도 그 말을 듣고 후련해지셨다면 다행이지 싶었다. 아내를 죽이고 싶도록 들끓던 그 심정을 공감해 준 것일 테다.

"정신과 의사 선생님이 그러더라고요. 사람이 너무 충격적인 일을 겪으면, 뇌에 새겨진대요. 그래서 그게 안 없어진대요. 그러고 나니까 그 뒤로 다른 여자들도 다 못 믿겠더라고요. 몇 번 만나서 밥 먹고, 하룻밤 그냥 보내고 그럴 수는 있어도, 이 여자랑 내가 살 수 있을까? 또 배신하지 않을까? 생각하니까 진전이 안 되더라고요."

이야기를 들으면서 또다시 안타까움이 커진다. 만일 이분이 여자의 마음과 남자의 마음으로 구분하지 않고, 각각의 서로 다른 개인의 마음을 생각해 볼 수 있었다면 어땠을까. 자신이 가진 마음의 틀을 확인하고 변화시켜 볼 기회를 조금 더 일찍 가질 수 있었다면 어땠을까.

그녀는 자기 마음을 가진 단 하나뿐인 그녀이고, 다른 여성은 또 다른 마음을 가진 존재라고. 우리의 마음은 뇌에 새겨지는 것이 아니라, 명확하게 풀어서 펼쳐놓고, 찬찬히 들여다보며 선택할 수 있는 것이라고. 그렇게 믿음들을 확인해 가며, 마음을 들여다보며, 나의 삶을 다르게 결정할 수 있다는 가능성을 경험해 볼 수 있었다면 어땠을까.

"이제 애들도 다 컸고, 자기들은 나가서 따로 살고. 나는 외국 생활을 오래 했다 보니 친구도 없고, 말을 주고받을 사람도 없고… 죽지 못해 살아요. 난 혈압약도 안 먹어요. 혈압이 높다는데, 안 먹어요. 그냥 죽으면 죽지, 하는 마음으로. 애들만 보고 살았는데, 애들이랑 같이 살고 싶은데, 그걸 또 부담스러워하니까."

명절에, 갈까? 하고 묻는 자녀분들께 눈치가 보여서 안 와도 된다고 말씀하셨다고 한다. 그런데 그렇게 명절을 혼자 지내고 나면 점점 화가 나버린단다. 가겠다고 말하지 않고, 갈까? 하고 묻는 말의 느낌에 자기 마음을 솔직히 표현하기가 미안하다는 것이다. 상대방에게 자발적인 사랑을 받고 싶은 사람의 아픈 딜레마다.

"요즘 애들은 상의라고 말해놓고 통보를 해요. 아니 분명히 말은 상의라고 하는데, 이건 통보야. 그래서 뭐라고 하면 이번에는 또 꼰대래. 나 참!"

사랑을 찾아 떠난 여자와, 긴 세월 남아서 자리를 지킨 남자.

그렇게 각자의 믿음이 그들의 삶을 만들어 간다. 치유되지 못한 아픔을 끌어안고 때때로 약도 먹어가며 버틴다. 그렇게 자신의 책임과 의무를 지고 살아가다가, 어느 순간 텅 비어버린 자신의 마음을 보게 되는 건 아닐까.

아이가 둘이 있는 남편이 있는 여자. 그리고 또 다른 사랑이 찾아온 여자. 전과자가 되더라도, 아이들을 다시는 볼 수 없어도, 그 남자와 살아보고 싶다는 여자. 그녀의 마음을 상상해 보자니 가슴이 먹먹해 온다. 결혼의 책임은 그녀에게 굴레가 되고, 감정의 울림과 어긋나 버렸다.

잘못했다며 사과하는 척 남편을 안심시키고, 남편이 외국으로 돌아간 후 연인과의 만남을 이어갈 만큼 뻔뻔하지는 못한 분이셨나 보다. 마음이 자꾸만 터져 나와 감출 수가 없었나 보다. 사회적인 비난과 형벌을 감당하더라도, 그렇게 하루를 살더라도, 그 남자와 사랑을 주고받으며 살고 싶다는 마음이었을까. 살아있는 동안은 살고 싶은 그런 마음이었을까. 지금 그녀는 그때의 일을 허망해하고 후회스러워하고 있을까, 빛나고 반짝이던 감격으로 기억하고 있을까.

생리 때, 통증 때문에
아무것도 못해요

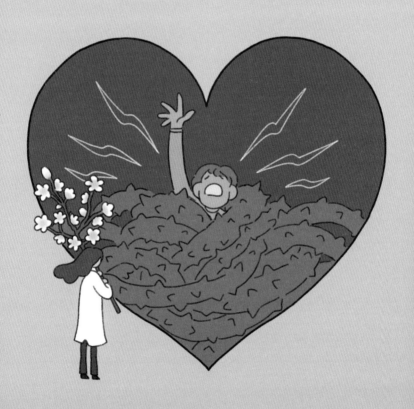

"제가 PMS가 너무 심해서, 잘 듣는 약 있을까요?"

PMS는 이제 친숙한 용어가 되었다. 생리 전에 경험하는 호르몬에 따른 자연스러운 몸의 변화를, 병의 증상처럼 표현해 낸 말이다. 우울함이나 불안 등의 정서를 나타내기도 하고, 공격성을 보이거나 축 늘어지는 등 행동의 변화가 있다. 사람에 따라 두통, 몸의 부종이나 심한 통증을 경험하기도 한다. 이렇게 물어오는 사람은 최소한의 진통제 말고 더 많은 것을 원하는 것일 수 있다. 이런 경우에는 철분과 마그네슘 앰풀을 함께 드리거나 작약감초탕, 계지복령환 등을 더하기도 한다.

"어떤 증상이 제일 불편하세요?"

"제가 허리 통증이 너무 심해요. 웬만한 진통제로는 잘 듣지 않는데….."

사실 나는 생리통보다는 정서적인 우울감을 심하게 경험하는 편이었다. 그마저도 첫 아이를 갖고 모유 수유를 하고, 또 바로 둘째, 셋째 아이를 배고 수유하느라 근 10년 가까이 월경 없이 지냈다. 그런데 이 모든 과정을 지나오고, 한동안 겪지 않던 생활을 하려니 매우 불편하다. 아이를 또 낳는 것 대신 치러야 하는 비용이라고 받아들이기로 했다.

간혹 아이를 낳기 전에는 생리통이 심했지만, 출산 후 생리통이 없어졌다고 이야기하시는 분도 있다. 어른들께서 표현하시기엔, 아이를 낳고 몸이 더 건강해지는 경우도 있다고 하신다. 자신의 여성성에 대한 인정과 역할이 분명해지면서, 기존에 가지고 있던 정체성에 대한 혼란과 몸부림이 해소되었을 가능성도 생각해 본다.

아마 이런 이야기도 한두 번쯤 들어봤을 것이다. 이성을 사귈 때, 여자친구가 생리 주기가 가까워지면 관계에 더 적극적으로 변한다든가, 월경 전 두통이 심했는데 성관계 후 두통이 사라졌다는 얘기 말이다. 좋으나 싫으나 여성이라는 몸을 가진 채 살아야 하는 상황에서, 그 주기에 맞춰 부닥치는 불편함을 피할수는 없다. 하지만 자기가 믿는 어떤 보상이나 인정을 얻을 수있다면, 고통이 덜어지는 경우도 있다는 것이다. 조금 위험한이야기로 받아들여질 수 있겠지만, 누군가에게는 실재하는 현상이다.

생리하는 기간에는 아무런 활동도 할 수 없을 만큼 통증이 무척 심각하여 학교나 회사 등을 조퇴해야 하거나, 고통스러워하는 경우도 주변에서 본다. 이런 것을 그냥 체질로 정해놓고 보면, 중요한 진실을 놓칠 수 있다고 생각한다. 그래서 다른 가능성에 대해서 탐색해 본다. 세상이 여성에게 어떻다고 믿고 있는지, 여성으로서의 자신이 무엇을 원한다고 생각하는지, 자기가여자이기 때문에 혹은 여자임에도 불구하고 살아내야 하는 어려움이 혹시 있는지 말이다.

이분에게도 여성으로서 경험하게 되는 상황과 관련된 생각들을 살펴보고자 하는 마음이 들어 용기 내어 물었다.

"혹시 결혼하셨을까요?"

"네."

"실례지만, 아이도 있으세요?"

"아니요. 아이는 없어요."

마흔을 넘겨 보이는 분 같아서 여쭈었는데, 아이는 없다고 하신다. 점점 더 질문이 조심스러워진다. 상황을 파악해 보려는 나의 의도와 다르게, 결혼하면 아이가 있어야 하는 것 아니냐는 주변의 평가에 따른 시달림이 있으셨을까 봐 염려했다. 다행히 불쾌해하시는 것 같지는 않았다.

아이를 갖고 싶어 했던 것은 맞지만, 잘 생기지 않았다고 하신다. 남편은 인공수정을 시도해 보자고 했지만, 이분은 그렇게까지 해서 아이를 갖고 싶지는 않았다고 하셨다. 아마도 자기 몸을 아끼고 싶은 마음이 크거나, 자연스러운 것을 더 선호하시는 분일 수도 있다는 생각이 들었다.

"일을 하시고 계시면, 혹시 어떤 일을 하시는지 여쭤봐도 될까요?"

"일은 못 하고 있어요. 한 일 년 정도 일하다가, 뭐 무거운 거

들고 하다 보니까 허리가 잘못되고, 이게 자전거 타고 넘어지면서 완전히 온몸의 컨디션이… 밸런스가 무너지고."

"그게 언제 있었던 일이에요?"

"그… 4년 전에"

"그것 때문에 통증이 계속 있으신 거예요?"

결혼 후 쭉 가정주부로 계시다가 4년 전쯤 바깥일을 하시면서 허리 통증이 시작되신 경우였다. 허리 통증이 생리 시기와 겹치면, 짜증이 나서 어떻게 하실 줄을 모르시겠다고 하신다. 생리가 가까워지면 통증이 심해질 거라는 걱정 때문에 벌써 마음이 쓰여서 정말 아무것도 하실 수가 없는 상황이라 한다. 그래서 통증 때문에 계속 누워서 잠을 자는 방식으로 버티셨는데, 그러다가 고관절 통증까지 심해지셔서 불면증도 앓고 계신다고 했다.

이야기를 들으면서 한탄이 절로 나왔다. 허리와 고관절에 극심하게 통증을 경험하고 있는 여성, 게다가 매달 생리통까지 주기적으로 겹치며 고통이 더해진다. 그럼, 이분은 평소에 어떻게 시간을 보내고 계실까 궁금해졌다. 아이도 없으시고, 일상을 유지하는 가사 외에, 사회적으로의 자기를 느낄만한 역할을 따로 하고 있지도 않으신 것 같았다. 이분의 하루가 어떻게 지나가는 걸까. 온종일 아픔을 견디는 것으로 시간을 채우시는 걸까? 망설여졌지만, 물어야 할 것 같았다.

"일을 지금 안 하시고 계신 상태고…. 그러면 자기 존재감을 뭐로 느끼세요…? 만약에 내가 사는 이유가 뭐라고 생각하냐고 묻게 된다면 뭐라고… 생각이 드시나요?"

"살 이유가 거의 없… 흐흑…."

순식간에 눈시울이 빨개지며, 울컥하신다. 마음의 생채기가 건드려졌나 보다. 나는 마음이 조급해지고 말았다. 밝은 인상과 달리, 아픔이 매우 깊을 것 같다. 요즘에야 딩크족이 흔하지만, 그녀가 살아온 70년대생들 또래에서는 어떤 시선을 느끼며, 무슨 생각들을 하면서 삶을 살아왔을까. 아이를 원하는 남편과 인공수정을 거부했던 그녀는 서로 어떤 관계를 맺고 있을까. 지긋지긋한 고통과 매일 씨름하는 삶이 얼마나 버거울까. 그녀는 매우 여린 사람 같았다.

"그렇죠. 그런 게 마음이 진짜 아프고 힘든 거거든요…."

"갑자기 그런 얘기하시니까…. 어떡해…."

"제가 그냥 진통제 드리고 말아도 되는데, 이게 더 근본적인 부분이 있을 수도 있으니까 말씀드리게 되는데요…. 통증보다 집중할 게 생기면, 통증으로 나를 느낄 필요가 좀 줄어들 수도 있거든요. 기분이… 좀… 괜찮으세요?"

"모르겠어요. 왜 눈물이 나지…."

잠시 그녀가 울 수 있도록 두어야 할 것 같았다. 냉장고에서 피로회복제를 하나 꺼내 건네며, 그녀에게 의자에 앉지 않겠냐고 권한다. 그녀가 눈물을 쏟고 조금 개운해졌으면 한다.

"그냥 약만 다… 그런 게 다…"

"그렇죠…. 그냥 약으로 계속 덮고, 다른 약으로 갈아타고, 약 용량 늘리고, 잘 되는 경우도 있는데, 그렇다고 문제가 해결되지 않더라고요."

"약사님께서 그게 뭐지… 말씀해 주시는데…. 그냥 그러니까 아무리 주위에서 걱정을 해줘도… 그렇게 심리상담을 해주시니까 제가 그렇게 갑자기…."

이런 걸 상담이라고 할 수는 없겠지만, 삶에 대한 마음이 건드려지는 것만으로도 그녀는 그렇게 느꼈나 보다. 그녀에게 정말 필요한 것이 무엇일까.

"허리 통증도 계속 심하다 보니까, 저는 진짜 앉지도 서지도 못할 만큼 계속 아픈데, 교수님께서 너무 약에만 의존하면 안 된다. 이게 약하고 그거 뭐지…."

"근력 운동 하라고 하세요?"

"운동보다도, 너무 아파 죽겠는데, 통증과 타협을 하라고. 약에만 의존하지 말고. 막 그런 식으로 그냥…."

"통증과 타협하라는 게 무슨 말이었을까요…?"

"약에만 너무 의존하지 말고, 그러니까 약을 좀 줄여가면서 어떻게든 헤쳐 가보라는 건데…."

"어떻게요…?"

"답이 없잖아요. 진짜 답답한 얘기만 해. 또 병원 가면 또 다른 데서는, 저희가 해드릴 수 있는 건 다 했다는 식으로. 병원, 지금 이제 한 3년 동안 계속 몇 군데를 옮겨서 OO도 가보고 OOO 병원에서 또 수술했죠. OO 병원에서도 다 해봐도 그런 게 없어. 그러니까 지금 올 초부터 제가 병원을 아예 끊어버렸어요. 그냥 이렇게 끊어버리고 약국에서 이제 약 괜찮은 것만, 그냥 이제 좀 센 거 있잖아요. 저한테 좀 맞는 거 이제 찾아서 지금 그나마 견디고 있는데…. 그러니까 답을 찾을 수가 없어 계속. 답을 찾을 수가 없어. 병원의 진짜 전문적인 분들도 그렇게 얘기하시니까. 저는 진짜 허리 디스크 때문에 이제 아프면서 이게 3년 넘게 계속 그러다 보니까는 되게 진짜 죽고 싶을 때도 많았어요."

기존의 치료나 의사에 대해 서운함과 원망도 있으신 것 같았다. 더 자세하게 물어봐야 할 것이 많았는데, 나도 아직 서툴고 당황한 채였고, 중간에 다른 손님들도 대응해드려야 하다 보니 대화의 맥이 자꾸 끊겼다.

그녀가 어떤 사람일까 찬찬히 살펴보지만, 쉽게 느낌이 오지 않는다. 내면이 화려한 사람일 것 같기도 하고, 활동적이고 적극적인 사람 같아 보이기도 했다. 서로 협력하며 의지하는 삶을 중요하게 생각하실 것 같은 분위기다.

직접 WPI 검사를 권유해 보기로 했다.

"저랑 심리검사 하나 해보실래요?"

"그런 것도 있어요?"

"그냥 단순히 성격이 나오는 게 아니라, 살면서 어떤 점 때문에 힘든지 한번 살펴볼 수 있을 것 같아요."

검사 결과는 내성적이고 수줍은 로맨티스트 성향과 외향적이고 활동적인 휴머니스트 성향이 함께 나왔다. 드문 유형인데, 다행히 최근 상담실습 기회를 가지면서 들여다봤던 기억을 떠올려본다. 스스로 부여하는 의미를 중요하게 생각하는 아이디얼리스트 성향은 나오지 않았다. 그보다는 자신이 속한 문화적 가치와 규범들을 정서로 깊이 새기고, 그 안에서 애정과 우정, 신뢰와 사랑을 주고받으며 사는 것을 중요하게 생각하는 성향으로 보였다. 새롭고 감각적인 것을 좋아하면서도, 익숙한 틀에서 벗어나는 것에 대한 두려움과 거부감이 있을 수 있다. 정해진 무엇이 있으면 추진력을 가질 수 있지만, 혼자서는 남모를 고민이 많아 결정이 쉽지 않다. 조화를 유지하기 위해 희생하는 많은 것들이 있을 것이다.

4년 전에 잠깐 새로운 일을 시작하셨던 상황을 상상해 본다. 갑자기 어딘가에 소속되어 누군가의 지시를 받아야 한다는, 그 자체에 대해서도 낯설어하셨을 수 있을 것 같았다. 또한 자기가 할 수 있다고 여겨지는 업무에 대해서도 당혹스러움과 좌절감을 느끼셨을 것 같았다. 하지만 그렇게 감정적으로 섬세한 부분들은, 활동적이고 사교적인 다른 특성 때문에 사람들이 쉽게 눈치채지 못했을 것이다.

　"감성적으로 무척 예민하시고, 정서도 풍부하신 것 같아요. 다른 사람들 보기엔 활발하고 사교적인 사람 같은데, 사실은 부끄러움도 많고, 혼자 있는 것도 좋아하시고요."

　"네. 아프기 전에는 굉장히 활발했는데. 감정 기복이 너무 심해요."

　"선생님 자신도 내가 외향적인 사람인지 내향적인 사람인지 많이 헷갈리실 것 같아요."

　자신의 전문성이나 일을 중요하게 생각하는 성향도 낮았다. 그녀의 표현으로 미루어보아 관계를 넓혀가며 영향력을 가지고, 많은 사랑과 관심을 받고 싶어 하는 사람이라는 생각을 해 본다. 전공이나 재능을 살린 다른 특별한 일을 하지 않았던 상태로, 바로 일찍 결혼하셨고, 마흔이 넘어서 체력적으로 무리가 되는 일을 1년간 하시다가 허리 디스크가 터져버렸다.

그녀는 왜 갑자기 일을 시작했을까? 경제적으로 보탬이 되어야 한다는 압박감에서 시작했을까? 사회적으로 어떤 역할을 하고 싶은 마음에서 시작했었을까? 만약에 그녀가 아무런 일을 하지 않아도 괜찮다는 믿음을 가진다면 어떤 일이 벌어질 수 있을까?

그리고 이렇게 극심하게 지속되는 통증이 뜻하는 바를 상상해 본다. 어쩌면 그녀의 사회적 욕구가 현재에 머무르고 싶은, 안정을 원하는 마음과 서로 격렬히 충돌한 건 아닐까. 약사 일을 하는 것이 두렵고 싫어서, 재빨리 결혼을 한 후 아이를 열심히 낳고 키우던 나를 돌아본다. 나에게는 아이들에 대한 책무와 염려로 파생된 무기력감이, 그녀에게는 허리 디스크와 PMS가 애매한 상황을 견뎌야 하는 혼란과 고통의 결과 같았다. 마음을 분명히 정하지 못하면 계속 다치고 마는 법이다.

"지금은 자존감이 안 돼…"

다시 그래프를 찬찬히 들여다본다. 비교적 통념에 충실한 성향이고, 그 틀을 잘 지키고자 한다. 사회적 관계에 대한 노하우, 생활의 기준 등은 갖추고 계시는 것이다. 그런데, 예민한 감수성에 비해서 무슨 역할을 해야 하고, 어떤 책임을 가져야 하는 것인지, 그와 관련한 인식이 매우 떨어져서 나타난다. 주변 사람들의 신뢰받지 못한다고 생각하고 계신 것 같았다. 불임의 문제와 일을 할 수 없는 허리 통증이 그런 생각과 함께 맞물려 있는 것일까. 그녀는 사람들이 자신에게 기대하는 것이 부당하다고 생각하고 있을까. 아무도 자기에게 공감해주지 않는다고 생각하고 있을까. 이렇게 그녀가 주변 사람들의 기대에 부응할 수 없다고 생각하는 건 그녀의 마음속에서 일어나는 일일까, 아니면 현실에서 실제로 받는 압박일까.

20대에는 십자수를 하면서 보냈던 시간이 너무나도 좋았다고 하신다. 그리고 노래가 좋아서, 아프기 직전까지도 사람들 앞에서 마이크를 잡고 노래 부르면서 행복했다고 하신다.

아직 나의 공부가 부족한 탓에, 그날 그녀에게 도움이 될 만한 더 깊은 대화는 나누지 못했지만, 그녀가 어디선가 다시 친구들을 불러 모으며 노래를 부르고 있었으면 좋겠다.

술 그만 먹게 하는
약 있나요?

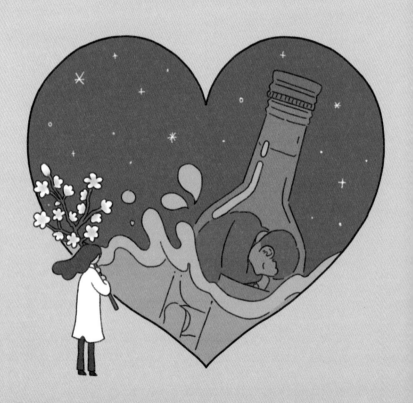

"술 안 먹게 하는 약 있나?"

술을 안 먹게 하는 약이라…. 술을 먹을 때마다 부정적인 신체 반응을 일으켜 거부하게 만드는 약과 술 대신 의존하게 하는 약들이 떠오른다. 하지만 그 약은 다른 사람이 대신 구입해 줄 수 있는 일반의약품이 아니다. 그 약물의 위험성과 의존성 때문에, 비슷한 사례들에 대한 충분한 경험과 지식을 갖춘 전문가가 복용을 판단하게끔 전문의약품으로 분류되어 있다.

"누가 그렇게 술을 마셔요?"

"아들이 밥도 안 먹고 맨날 술만 먹어. 그런 약 좀 있으면 줘."

솔직히 고백하자면, 나는 이 대화의 시작부터 약간의 당혹스러움이 있었다. 술을 먹는 자녀가 있는데, 그것을 부모가 강제로 외부 물질을 이용해서 그 행동을 제어하려는 것으로 느껴졌기 때문이다. 제대로 식사를 챙기지 않고, 술로써 겨우 에너지를 얻는 자식이 걱정되는 것은 너무나 당연하지만, 그 문제를 다루는 방식에 대한 불편함이었다.

"아들이 몇 살인데요?"

"환갑이 넘었어."

"술을 마셔야 하는 이유가 있지 않을까요? 뭐가 힘들어 보이세요?"

"힘든 일도 없어. 근데 그냥 술만 마셔대."

노모가 보기에 힘든 일이 없다는 것은, 아마 근래에 급격한 외부 사건이 없었다는 의미일 것이다. 하지만 그 아들의 마음속에 혹시, 채워지지 않는 공허감과 표현하기 어려운 좌절과 무력감이 있지는 않을까. 막연하게 내 주변 삶의 경험을 통해 넘겨 짐작해 볼 뿐이다.

"아드님이 혹시 무슨 일을 하세요?"

"일도 안 해. 들어앉아서 술만 마셔."

"언제부터 일을 쉬셨어요?"

"한참 됐어. 젊었을 때도 하도 술을 마셔서, 내가 병원에까지 넣어 놨었는데 소용이 없어. 좋다는 여자도 많았는데, 아들이 똑똑하고 인물도 괜찮았거든. 그런데 결혼도 안 하고 여태껏…."

아차차. 생각보다 문제가 심각하고 오래 지속된 것 같다. 가족에 의해서 알코올 의존을 고치고자 병원에 강제 입원이 된 적이 있는 것이다. 원래의 가족 외에 마음을 나누고 기댈만한 새로운 가족이나 다양한 외부의 인간관계가 없고, 일을 통한 사회적 성취 면에서도 만족스럽지 못한 상황. 이분은 대체 어디서 자신의 존재감을, 살아야 하는 의미를 느낄 수 있을까.

입원을 통해 사회적으로 단절시키고, 외부의 강제와 압력으로 아들을 고치려 하는 방식은 그대로 '술 안 먹게 하는 약'을 찾는 것으로 유지되고 있었다. 아마 기타의 소소한 문제들에서도 이분은 강력한 외압으로 아들의 행동을 통제하는 선택을 하셨을 가능성이 있지 않을까. 마음이 여리고 타인의 기대에 부응하고 싶은 사람들은 그런 압력을 그대로 수용하려 애쓰다가 자기를 놓아버리는 경우가 많다.

"아들이 병원에 가자고 했을 때, 저항하고 그러지 않았어요? 나중에 원망하거나…."

내 딴엔, 이것은 너무나 당연했기에, 그저 당시의 상황을 더 여쭤보고자 드렸던 질문이었다. 한데,

"안 그랬어. 지가 잘못했으니까 어쩔 수 없지."

뜻밖의 대답을 듣는다. 나는 잠시 망연해진다. 부모가 나를 병동에 넣어도 저항조차 하지 않는 상태가 어떤 마음인지 짐작조차 되지 않는다. 아들은 스스로를 완전히 포기하고, 삶의 주도권을 전혀 행사하고 싶지 않은 마음이었을까. 정말 할머님 말씀대로 내가 잘못된 행동을 했으니, 가서 벌을 받든 치료를 받든, 순순히 받아들이는 마음이었을까. 아니면 그렇게라도 무언가와 분리되고자 하는 마음이었을까.

"아들이 술을 마시는 게 왜 싫으세요?"

"맨 정신이 아닌 것 같아서 싫어."

"그런데 아들을 술을 못 먹게 하면… 아드님은 무슨 재미로 살아요…."

"재미도 없지…."

오랫동안 일을 손에서 놓았고, 원하는 것들을 이루어 본 경험보다 통제를 주로 받아왔던 환갑을 넘긴 그 남성분이, 술을 마시는 것 말고 어떻게 삶을 보내고 싶어 하시는지 나는 잘 모른다. 또한 아흔을 앞둔 노모도 술을 마시는 아들을 걱정하는 것 말고 다른 무엇에 신경을 써야 하는지도 잘 모르겠다.

답이 보이지 않아 참으로 갑갑하다. 언제부터였을까. 어떤 순간들 속에 변화의 기회들이 있었을까. 아쉬움에 부질없는 생각들을 이어가 본다. 만약 일반의약품으로 금주를 돕는 그런 약들이 분류되어 있었다면, 나 역시 무력감을 이기지 못해, 내가 할 수 있는 뭐라도 도움이 될까 싶어서 할머니께 약을 드렸을 수도 있겠다는 생각이 잠시 스쳤다.

하지만 외부에서 물질로 제공하는 도움엔 이렇게 한계가 있다. 때때로 당사자가 본래 가지고 있던 마음을 더 다치게도 한다. 지옥으로 가는 길은 선의로 점철되어 있다고 했던가.

살았으면 좋겠다. 살아냈으면 좋겠다. 삶의 좋은 부분들을 누릴 수 있었으면 좋겠다. 나도, 그들도.

그 남자의
진짜 사나이가 되는 법

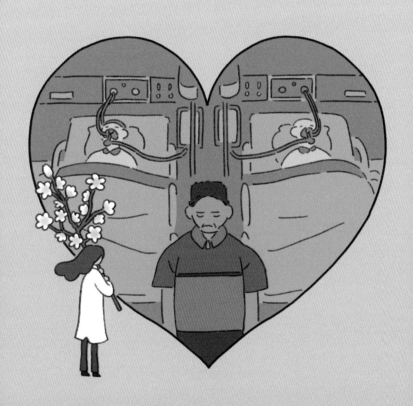

"대상포진이세요?"

어르신께 항바이러스 약이 처방 나오면 대부분 대상포진이다. 출산의 고통이나 통풍의 고통 강도와 비슷하다고 알려져 있는데, 사람마다 다르다. 이 어르신도 통증은 없다고 하신다. 그냥 피부에 뭐가 자꾸 나서 오셨다고 한다. 내가 앓았던 경우에도 통증은 없었다. 하지만 때때로 진통제 2알씩 처방받으셔도 너무 아프다고 호소하는 분도 계신다. 같은 바이러스의 작용이라도 너무나 당연하게 제각각 반응한다는 것을 실감한다.

대상포진 바이러스는 잘 알려져 있듯이 수두 바이러스와 같다. 어릴 적 수두전을 치르다가 살아남은 약간의 바이러스 녀석들이 신경절에 잠복해 있다가, 우리 몸이 쇠약해진 틈을 타 신경을 따라 2차전을 시도한다. 바이러스를 우리 몸에서 완전히 박멸할 필요도 없고, 그럴 방법도 없기에 그냥 살면서 한두 번쯤 경험하고 지나가는 일이다. 어릴 적 수두를 앓으면 며칠 아프고 만다는데, 요즘은 예방접종을 하니까 수두를 앓는 아이도 보기 드물다. 성인 수두 환자의 경우 어릴 때 앓는 것보다 훨씬 힘들다고 하던데 나는 주로 초기에 처방받을 때만 접하고, 진행 경과를 볼 일이 별로 없어서 잘 모르겠다.

처방전을 주시면서 이해할 수 없다는 듯이 고개를 저으신다.

"예방접종을 했는데도 그러네…."

어르신은 대상포진 백신 접종을 이미 받으신 상황이었다. 예방이 최선이라는 현대 의학이다 보니, 병원에서 효도 백신이라면서 대상포진 백신 접종을 권유하기도 한다. 예방접종은 우리 몸을 살짝 미리 반응시켜 두었다가 본격적인 전투상황에서 면역체들이 높은 화력을 발휘해, 증상을 가볍게 하여 모르고 지나가게끔 한다.

기본적으로 잘못된 부분은 없는데, 이미 어릴 적 수두를 앓고 신경절에 남은 바이러스와 얌전히 공존하여 잘살고 있는 사람도 대상포진 예방접종을 굳이 해야 하는지 잘 모르겠다. 물론 고령에 대상포진으로 정말 크게 고생하시는 분들도 계시긴 하지만… 그것이 이미 몸에서 진행되고 있는 복잡한 내재적 요인 때문인지, 바이러스 단독으로 파괴력이 그렇게 드라마틱한지는 의문이다.

실재하는 위험과 막연한 두려움에 대해, 우리는 백신으로 안심이라는 값을 지불한다. 확률은 잘 모르겠다. 누구도 인생을 똑같은 조건으로 두 번 살아볼 수 없지 않은가?! 백신을 맞는다고 꼭 안 걸리고, 백신을 안 맞는다고 다 걸리는 건 아니라는 얘기다.

"요즘 신경 쓰실 일이 좀 많으셨나 봐요. 면역력이 떨어졌을 때 그러던데…"

이렇게 말은 하지만, 사실 면역력이 올라간다거나 떨어진다는 말도 정확히 무슨 뜻인지 모르겠다. 내 몸 안에 공존하던 바이러스를 상대하던 균형이 헝클어지고, 내 삶의 다른 영역에 기운을 쏟고 있다는 것일까.

"바이러스 약이 좀 비싸서 오늘 약값이 좀 나왔어요."

"원래는 보훈병원에 다녀서 공짜인데, 직장이 여기라서 한번 와봤어."

"아… 혹시 월남전 참전용사세요?"

나는 전쟁이 끝나고 한참 뒤에야 태어나서 전쟁에 대해서 아는 바가 없다. 그저 서로 죽고 죽이게 되는 무시무시하고 엄청난 상황이라는 것밖에는. 전혀 모르는 주제로 대화가 진행될 때, 그리고 그것이 그 사람의 깊은 상처와 관련이 있을 것 같을 때, 나는 솔직히 말을 잇기가 두렵다. 그 사람의 마음속에서 무심코 무언가를 잡아당겼다가, 무엇이 터져 나올지 무섭다. 그리고 그것을 다시 다독다독 챙겨 넣어줘야 하는 건 아닐까 싶어서 자신이 없다.

"그런데 전쟁에 참여한다고 해서 다 전투를 치르는 건 아니야. 가끔 게릴라전이야 있지."

과거의 일들을 회상하여 꺼내 놓다 보면, 자기 행동에 도저히 양립할 수 없는 모순들이 발견되기도 한다. 극단적인 상황에 부닥쳐졌던 사람들은 그럴 일이 더 많을 것이다. 자신에게조차 설명할 수 없는 진실의 조각들이다.

"외국 놈들이랑 싸우면 외형상 구분이 되잖아. 그런데 월남전도 그렇고 여순, 제주도 그렇고 다 마찬가지야. 인종이 비슷하면, 구분이 안 돼."

노근리 사건을 다룬 〈작은 연못〉과 같은 영화가 스친다. 마을의 주민들에게 자신을 지켜줄 것이라 믿었던 미군이, 전선을 넘으려는 자 모두를 사살하라는 명령에 따라 총구를 겨눠온다. 그들도 그랬을 것이다. 검은 머리에 피부 노란 동양인, 구분할 수가 없었겠지.

"그래서 다 죽이는 수밖에 없어."

대중운동에 신은 필요 없어도 악마는 필요하다고 했던가. 나는 남북관계와 관련하여 한 때는, 어떤 사람들에 대해서 전쟁의 공포를 이용해서 권력과 돈을 챙기는 나쁜 사람들처럼 여기기도 했었다. 그렇게 기존의 제도에 저항하고 싶어 하는 나의 충동을 인정해 주고, 그 이데올로기의 도덕적 우월감을 믿으며 안심하며 지냈다. 나에게 필요한 것이 무엇이건 간에, 옳다고 생각되는 것을 미리 정해놓고 그 안에 머물러 있었다.

이제는 세상에 대해, 현실을 살아가고 있는 사람의 마음에 대해 이해의 폭을 넓혀본다. 어릴 때처럼 순수하게 정치적 이념이

나 사상을 내면화할 수가 없다. 진실과 연대가 함께하기 어렵다는 것을 무수히 목격했다. 특권계층의 억압이라 느끼던 것들도, 이제는 그저 그들의 자연스러운 자기 삶에 대한 책임과 욕망으로 이해해 본다.

이제는 내 눈앞에서 자기 경험과 그에 관한 생각을 털어놓으시는 한 어르신의 이야기를 그저 듣는다. 그러셨구나. 그랬겠구나. 그렇게 됐겠지…. 바이러스든, 적군이든, 피아 구분이 모호한 상태에서 편을 나눠서 전투를 치러야만 한다면, 치르기로 했다면, 철저히 예방과 준비를 하고, 다 죽이는 수밖에 없는 것 같다. 문제 해법에 대한 효용성과는 다른, 감정적 안전을 위한 것이다.

연거푸 예방접종에 대해 언급하신다.

"예방접종을 맞았는데도… 어떻게….”

"이거 신경 비타민인데 회복에 좋으니까 같이 챙겨 드세요.”

배신감일까, 이해되지 않는 혼란스러움이실까. 억울하고 허망하신 모양이다. 안타까운 마음에 성급한 위로를 해보려 얼른 서랍을 열어서 비타민 두 줄을 챙겨 봉지에 넣는다.

"그래도 다행히 접종을 미리 하셔서… 그나마 덜 힘들게 지나가시나 봐요.”

아마도… 그렇지 않을까…? 아니, 그렇게 믿고 가시게 하는 편이 내가 할 수 있는 역할이 아닐까. 이러는 편이 쾌유하시는 데에 도움이 되지 않을까. 아니면 백신이 소용없었을지도 모른다는 의심을 거들어 드려야 했던 것일까?

몇 달 뒤, 감기약 처방을 들고 어르신은 다시 약국을 찾으셨다.

"대상포진은 이제 다 나으셨어요? 좀 어떠세요?"

"아직 그대로야."

"네?"

석 달쯤 지났는데, 아직도 몸에 염증반응이 있다고 하신다. 분명, 어떤 어려운 상황에 부닥쳐 계시는 것이 틀림없다.

"어떻게 지내고 계세요, 이건 분명 선생님께 무슨 일이 있다는 신호인 것 같아요."

"신경 쓸 일이 있긴 하지."

"그게 뭘까요? 한번 말씀해주세요."

"사생활이라…."

"에이, 사생활이 아닌 게 어디 있겠어요. 그래도 한번 후련하기라도 하게 털어놓고 가세요."

나는 재촉을 했고, 어르신은 못 이기는 척 말씀을 이어가신다.

"여자친구가 있었는데, 뇌졸중으로 쓰러졌어. 그 사람에게 딸이 하나 있었는데, 딸도 식물인간 상태였고. 그래서 병원비가 다 내 앞으로 떨어졌어. 그게 2천만 원이나 돼."

"세상에!"

"돈은 문제가 아닌데, 왔다 갔다 하는 게 힘드네."

졸지에 중한 상태의 두 여인의 치료비를 모두 감당해야 하는 상황이다. 얼마나 답답하고 난감하실까. 보장도, 기약도 없다.

"선생님 삶은 어쩌고요."

"그래도 사람이 힘들 때, 옆에 있어 줘야지."

"선생님도 선생님대로 사셔야죠…."

"……."

대상포진으로 표현되던 것은 아마 이 일과 관련이 있을 것이다. 약해질 대로 약해진 이 어르신에게 호흡기 바이러스까지 덤벼든 상태다. 더 많은 말을 가슴에 묻고, 한동안 침묵이 이어진다. 나도, 그의 선택에 뭐라 감히 대꾸를 하지 못한다.

"힘들다고 도망가면, 남자도 아니지!"

약국 문을 열고 나가면서 가슴 아픈 한 마디를 남기신다. 대상포진도 낫고, 그의 아픈 마음도 편안해질 수 있을까.

초등학교 1학년 때부터
오줌싸개였어요

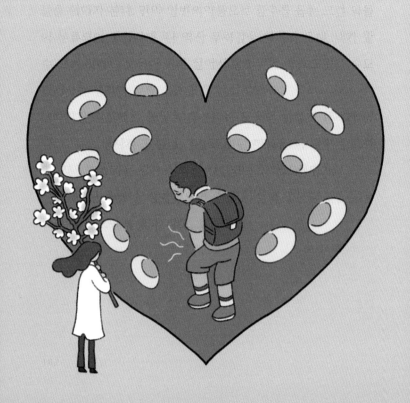

"내가 지나가다가 한 번 물어보려고요. 쏘팔메토 먹으면 효과 있어요?"

"네. 전립선 건강에 좋은, 소변보기 불편하신 분들에게 도움을 드릴 수 있는 약이에요."

환갑을 넘긴 듯한 남성, 예민해 보이는 작은 체격과 감정이 많이 드러나는 억양, 그리고 다소 괴팍스럽고 도전적인 어투. 감성이 섬세하고 낭만적인 성향과 남다름을 추구하는 관념적인 성향을 함께 가지고 있는 WPI의 M자 유형일 가능성이 느껴진다.

"내가 사실은 초등학교 1학년 때부터 오줌을 쌌어요."

"초등학교 1학년이면 아직 애기였을 텐데…."

"학교 다니면서도 계속 오줌 싸고. 내가 고등학교도 오줌 싸는 것 때문에 안 간다고 그랬어요. 결혼해서도 여자가 이것 때문에 나를 보고 욕을 했어요. 병신새끼랑 결혼했다고. 내가 그 소리 듣고 그만 살자. 내가 너랑 안 산다, 꺼지라 그랬어요. 취직했는데, 사장 사모가 옆에 와서 내가 화장실을 몇 번을 가는지 세고 있어. 왜 당신은 화장실을 그렇게 자주 가냐. 오늘만 9번 갔다고. 내가 그 얘기 듣고 바로 거기 그만뒀어요."

또박또박 덤덤하게 풀어내는 이야기 속에서 삶 전체의 아픔이 통째로 전해진다. 다짜고짜 과거를 줄줄 읊으실 만큼 이 문제에 대해서 지긋지긋해하다 못해, 조용히 분개함이 엿보인다.

"내가 얼마나 사는 게 고통스러웠는지 알겠어요? 내가 낮에 하나씩 먹는 게 있어요. 그걸 하나씩 먹는데, 한 시간에 한 번씩 소변을 보러 가야 돼요. 그러니까 남들이 봤을 때도, 같이 일하다가도 어떨 때는 서른 번도 가야 돼요. 그래서 조절이 안 된다고 얘기를 했더니 그냥 먹으래요. 그래서 내가 너 같은 의사하고 상담하기 싫다 그랬어요. 그러고 나서 여기를 지나가다 보니까 약국이 있더라고요. 그래서 약사님한테 한번 물어보려고… 그럼 이만."

"네. 저… 그런데 부모님이 엄하셨어요?"

"아, 저희 집안이 대대로 엄격해요."

"애기가 8살인데 계속 소변 때문에 힘들어했다는 건, 그냥 애기가 힘들다는 건데, 도와달라는 건데. 만약에 그거 가지고 더 혼내시거나 그러셨으면 그 과정이 계속 이어졌을 수 있었을 것 같아요. 지금 말씀 들으니까 그거랑 관련해서 상처가 되게 많으시고…."

"네."

"일단 신체의 문제로 생각하지 마시고, 자주 가실 때랑, 괜찮을 때랑 차이가 있을 거예요."

"네, 차이가 있어요. 어떨 때는 3시간 동안 안 갈 때도 있어요."

"그게 차이가 어떨 때예요?"

"마음이 편안할 때."

강압적인 환경에서도 잘 적응하며 힘 있고 단단하게 성장하는 아이들도 있다. 하지만 자유롭고 충동적이고 또 너무나 여리고 감성적인 특성을 함께 가진 아이의 경우, 많은 어려움을 겪을 수 있다. 예민하고 영리한 아이가 긴장되는 분위기에서 엄격하게 자라며, 몸으로 불편함을 호소했던 것이 설명되지 못한 채 50년을 넘게 이어져 왔다는 것에 안타까웠다. 주변에서 이해받지 못하며 삶의 굴곡이 생기고, 자처해서 장애인 딱지마저 붙이고 있는 경우도 종종 본다. 재능을 꽃피우지 못한 그 개인에게도, 우리 사회에도 안타까운 일이다.

"지금 우리 집 식구들이 다 컸지만, 애기들 3살 되면 가정교육 들어가요. 그런 집안에서 컸어요. 어른한테 인사 안 하고 밥 먹을 때 숟가락 먼저 들거나 하면 아예 그릇을 빼놔요. 밥을 굶겨요, 아예. 그래서 그게 좋은 게 아니었었는데, 옛날 어르신들이 노할머니 노할아버지까지 계셔가지고 4대가 살다 보니까. 제가 울고 살았어요. 학교 다닐 때도 오줌싸개라고 소문나서 놀림받고. 고등학교 가려고 할 적에, 소변 때문에 내가 학교에 다니는 게 아니다. 이래 가지고 못 산다. 그러면서 공사하러 다녔어요. 그랬더니 공사장에서 담배 피우면서 일하니까 소변 반응이 확 줄어들었어요."

남들에게 어떻게 보일지 의식하고, 실수하면 어떻게 하지 걱정하는 마음이, 반복적이고 안정적인 분명한 작업을 하시면서 많이 편안해지셨던 모양이다. 담배도 불안을 줄여주는 데에 도움이 됐을 것이다. (사실 나는 상황에 따라 담배와 술을 권하기도 한다.)

"그때의 경험들이 있으시잖아요. 내 마음이 편안한 상태면 효과가 있다는, 내가 통제할 수 있다는 마음이 생길 때. 그럴 때가 어떤 때인지 잘 살펴보시는 게, 쏘팔메토 드시는 것보다 더 중요해 보여요."

고가도로 근처의 외딴 약국. 오가는 사람도 별로 없고, 병원도 문을 닫아 처방전도 오지 않는다. 퇴근 시간은 훌쩍 넘겼지만, 지금 이 순간이 그 사람에게 무척 중요하다는 것을 알기에, 그리고 내가 이 자리에 있을 의미가 만들어지기에 이야기를 이어간다. 시계가 한 바퀴를 돌고 두 바퀴를 향해간다.

"선생님. 한 가지 더, 제가 애인이 생긴 것 같아요."

대화가 길게 이어지다 보면, 연령이나 성별과 관계없이 이성에 대한 주제도 자연스럽게 등장한다. 주로 정력제에 대해 문의하거나 해피드럭에 대한 궁금증들과 연결되는데, 사람은 사람과 어울리고 비비고 사랑하며 사는 존재이기에 그런가 보다.

10여 년 전 미혼일 때는 아무도 약국에서 나에게 이런 얘기를 하지 않았는데, 어느덧 중년으로 진입한 나를 어른 측에 끼워주나 보다. 일을 다시 시작하고 나서, 처음에는 이런 일들에 많이 놀랐었는데, 그만큼 그게 한 사람의 삶에 중요한 주제이구나 하는 생각도 든다.

부모님 연배분들의 이야기를 들으면서, 엄마도 그랬을까? 아빠도 그랬을까? 생각해 보면 생경하긴 하다. 그렇지만 내가 살아보지 않은 나이라고 해도 마음이 그렇게 다르지는 않을 것 같다. 청춘 시절 품었던 애틋한 감정이, 상대에 대한 갈망이, 욕망의 혈기가 나이가 든다고 해서 사라진다는 것도 따지고 보면 이상하지 않은가.

지금보다 더 어릴 때는, 누군가 이런 얘기를 해온다면 '지금 내가 성희롱을 당하는 것일까?', '내가 만만해 보이고 헤프게 보여서 이런 이야기를 하는 걸까?', '내가 매력적이고 어렵게 느껴진다면 이러지 못하지 않을까'라며 엉뚱한 자책을 하거나, 어쩌면 불쾌해했을 것이다. 그 사람의 마음이 어떤지, 무슨 이야기를 들려주고 싶은 것인지 궁금해하기보다, 내가 어떻게 평가되는가에 집중하기에 그랬던 것 같다.

이제 결혼도 하고, 아이도 낳고, 아줌마가 되어 한결 여유로워진 나는, 단순히 그 사람의 마음속 풍경을 이야기하고 싶을 뿐이라 생각하게 되었다. 더 이상 나에게 별스러운 주제가 안 된다는 편안함이나 심드렁함이 생긴 것이다.

여자친구분과 관계를 맺으면서 행복하셨던 이야기를 들려주신다. 자기에게 이런 기쁨을 알려줘서 고맙다며 울음을 터뜨렸다는 애인의 표현이 감동스러우셨던 듯하다. 이어서 다부진 팔뚝과 야무져 보이는 손을 자랑하신다. 맥가이버 급의 손재주를 발휘한 경험을 한껏 전해주신다. 칭찬을 들으며 으쓱하게 자라나고 싶어 하는 사랑스러운 아이들 같다.

"저 지금 이런 심정으로 안정되는 것은 거의 몇 년 만에 처음이에요. 정말 감사합니다. 내가 병원이랑 약국을 평생 얼마나 많이 다녀봤겠어요. 제가 정말 힘들었어요."

어른들의 민감함을 포착하여 자신만의 감성과 논리로 증폭시키며, 극심한 불안 상태에 빠지고 배뇨로 고통을 호소했던 8살 아이가 살아온 세월. 너무도 순수하고 솔직하게, 스스로 뿌듯하게 느끼던 순간들을 한껏 표현하실 수 있어서 다행스러웠다. 익숙한 관계에서는 오히려 어려울 수 있다. 또는 꾸준히 누군가의 이야기를 들어줄 자신이 없기도 하다. 그래도 다양한 사람들을 만나는 일을 하면서 가끔 이렇게 새로운 삶의 이야기를 들으면, 나도 덩달아 즐겁고 감사하다.

약국에는 밤잠을 못 이루는 분들이 참 많이 오신다. 농담 삼아서 '누군가 포근하게 안아주고 예뻐해 주면 잠이 잘 올 텐데요.'라고 말을 던져보면, 생각보다 다들 진지하게 수긍하시곤 한다. 그래서 한때는, 밤새 울어대는 고양이나, 산비둘기의 소리를 들으며 생각했었다. 함께 끌어안고 온기를 나눌 이가 없어서 밤새 깨어있는 것은 아닐까.

하루 동안 감당해야 했던 긴장감과 두려움을 진정시켜 주고, 외로움을 위로해 줄 사람이 없어서, 앞날의 불안을 다독여줄 사람이 그리워서 다들 잠을 못 이루는 건 아닐까. 다 괜찮다고, 내일은 더 좋아질 거라고, 충분히 잘하고 있는 거라고, 격려해 주는 목소리가 없어서 채워지지 못한 허전함이 사람들을 깨어 있게 하는 것은 아닐까? 이런 엉뚱한 생각을 해본 적이 있다.

이야기를 나누다 보면 정말 사람은 제각각이다. 이분처럼 이성 관계에 자신감을 보이며 표현하시거나, 적극적인 태도를 보이시는 분이 있고, 그렇지 않은 분들도 있다. 나이와도 외모와도 전혀 연관성이 없다. 일흔이 넘으셨어도, 호기롭게 사랑을 찾아다니시는 분이 있고, 쉰도 되지 않으셨는데 '이 나이에 누가… 너무 늦었지…' 라고 소극적인 태도를 보이기도 한다. 그런 분들은 대개 누군가 먼저 다가와 줬으면 좋겠다고 기다린다. 편안하고 자연스럽게 마음을 나눌 수 있는 사람이 있었으면 좋겠다고 하신다. 새로운 활동을 시작하는 것에 대해서도 태도가 갈린다. 아는 사람이 데리고 챙겨주지 않으면, 조심스러움 때문에, 애초에 관계망이 확장되지 못하는 문제도 있다.

그런데 우리의 삶은 어쩌다가 제각각 홀로 도시에 남게 되었을까. 자신의 얘기를 할 공간도 대상도 없이, 각자의 껍질에 갇혀 뜬눈으로 밤을 지새우게 되었을까. 수줍음이 많고, 친숙한 것을 소중히 하며, 진득함을 보이는 감성적인 사람들. 혼자 밤을 견디기에 쓸쓸한 사람들. 〈밤에 우리 영혼은〉이라는 작품처럼 서로 용기있게 사랑했으면 좋겠다.

마음의 열정을 키우고, 자신을 상대에게 던져볼 수 있었으면 좋겠다. 수면제를 사 먹으며 잠이 드는 대신, 보듬고 안아 피곤함을 온기로 비벼 뭉개고, 고독한 긴장을 풀며, 그날의 성취를 나누는 것 말이다. 애틋한 눈길과 고소한 살 내음 속에서 숨소리를 맞추는 시간. 그렇게 서로가 서로를 위로하는 사람들이 더 많아졌으면 좋겠다. 나중에 개국하게 되면 '마음글방'이라며 심야 컬처 모임이라도 만들어볼까? 밤과 사람, 책과 잠, 너무 어울리는 조합 아닌가?!

4

꽃잎에
한 계절을 보내며

꽃잎 하나, 약사

꽃잎 둘, 엄마

꽃잎 셋, 마음을 함께 배우는 벗

꽃잎 넷, 글로 남기는 사람

꽃잎 다섯, …

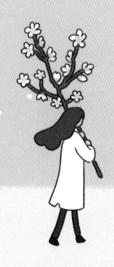

꽃잎에
한 계절을 보내며

글을 써보기로 했다. 하염없이 눈물만 떨구는 대신 지나온 흔적의 의미를 남기고 나누며 살펴보는 것이 더 의미가 있을 것 같았다. 책을 마무리하면서 나는 낯선 타지에서의 대학 생활에서 의지를 많이 하며 지내던 언니를 자주 떠올렸다. 아마도 글을 쓴다는 작업이 마음을 깊이 살펴보는 일이며, 기록했던 많은 시간의 풍경들 속에 언니가 늘 존재하기 때문이었던 것 같다. 새로 약국 생활을 시작하면서 한편으로 나는 언니를 흉내 내는 듯한 모습으로 지내려고 했던 듯도 하다. 사람을 구분하지 않고, 한결같이 상냥하고 친절하게 베풀어주던 언니, 작고 소소한 것들을 발견하며 웃음을 나눌 줄 알던 언니. 내 마음에 언제고 살아있을 언니의 아름다움을 전하고 싶었는지도 모르겠다.

겉돌기만 하던 대학 시절, 나는 매일 언니와 밥을 먹고, 많은 시간을 언니와 함께했다. 나는 어느덧 언니의 숨겨진 이야기를 가장 많이 알고 있는 사람이 되어 있었고, 그것이 일종의 책임감으로 남아있다. 내가 나의 말만 주장하며 다름을 고집하는 사람이 아니었다면, 알게 된 지식과 정보에 누군가의 마음과 행동을 끼워 맞추는 사람이 아니었다면 지금과 달라질 수 있었을 것이다. 다른 사람과는 차별된 나의 개성을 주변과 비교해서 찾지 않고, 스스로 원하는 것에 적극적일 수 있었다면, 언니의 마음에 대해서도 충분히 인정하고 응원하며, 도울 수 있었을 것 같다. 아무리 후회하고, 나를 괴롭혀도 돌이킬 수 없는 일들이 있다. 다만, 그것들이 무엇을 의미했던 것이었는지 이렇게 살아가면서 계속 복기해볼 뿐이다.

  언니가 약학 고시 수험생활을 다시 한 것에, 나의 잘못된 판단이 일조했다는 죄책감을 묻어둔 채, 혼자 약사 생활을 시작했었다. 대학 생활을 엉망으로 한 탓도 있었지만, 현장에서의 업무는 대학에서 배운 지식과 너무나 괴리가 있었다. 나는 뭘 제대로 알지도 못하면서 약사 가운을 입고 아는 척을 하느라 고군분투하고 있었다. 그런 와중에 나에게 마음을 주며 천안에 머물며 생활했던 언니에게는 거의 반응하지 못했었다. 나는 약국에서 벗어나고, 약사인 것을 지우려 했으며, 언니가 약국을 열었을 때도 육아를 우선시하며 큰 관심을 두지 않았다.

언니에게 불행과 아픔이 잇따랐고, 우리의 약속이 계속 어긋났다. 당시 언니는 새로 사귀던 사람과의 결혼을 준비하고 있었다. 지금 와서 떠올려보면, 그 당시 많은 것들이 이상했다. 언니가 원래 가지고 있던 생각과는 다른 말과 행동들이 종종 있었던 것 같다. 어딘지 이전과 달랐지만, 서로 다른 생활권에 있고, 나이가 들어가면서 변하는 것이려니 여겼던 것 같다. 나는 아이에게 매 순간 충실해야 한다는 불안과 집착이 심한 상태였고, 언니에 대한 자격지심도 여전했다.

언니가 가지고 있던 믿음이 몇 가지 있었다. 세상엔 비밀이 없어서, 한 사람이 알게 되면 그건 곧 모두가 알게 되는 것을 의미한다는 말을 했었다. 때문에 누군가에게 자기의 경험을 솔직하게 표현한다는 것은, 언니에게 굉장히 위험하고 신중한 일이었던 것 같다. 또한 그렇게 누군가가 자신에 대해서 많이 알고 있다는 것 자체가 부담스러워서, 이후에 관계를 피하게 되더라는 말을 하기도 했었다. 그런 믿음들은 아마 언니를 더 외롭게 했을 것이다. 아마도 나는 그나마 가까이에서 머물며 이런저런 것들을 알게 되었던 것 같다. 약속한 날에 전화를 걸었을 때, 언니는 정신과 약 복용 탓에 몽롱한 상태였다. 나는 나대로 언니에게 내가 어떤 존재일지 몰라 주춤했고, 결혼 준비에 바쁠 것이라 생각하며 한 걸음 뒤로 물러나 버렸다.

결혼식 날이 거의 임박해서야 청첩장을 우편으로 받았는데, 익숙하던 언니의 글씨체가 아니었다. 몽글하게 꼬물거리는 이전과 전혀 다른 필체에 언니의 불안정함이 그대로 느껴졌다. 그런데 나는 엉뚱하게도 '메리지 블루'라는 용어를 떠올리며 간과해 버렸다. 어설픈 틀에 끼워 맞춘 생각으로 언니가 가진 고유한 마음과 상황을 제대로 이해하지 못하고 덮어버린 것이다. 정신과 약의 부작용에 대해서도 지금만큼이라도 이해하고 있었다면, 그 편지도 그렇게 넘기지는 않았으리라.

  결혼하기 싫다는 문자를 받았을 때도, 나는 한동안 그 문자를 응시하다가 차마 뭐라 대답을 못 한 채, 두 아이의 요구를 챙기다가 하루가 지나갔다. 언니와 나는 대학 시절부터, 너무나 싫었지만 결국 해야 했던 일들 투성이었기 때문에, 이번에도 그냥 결혼식장에서 언니를 보면 될 거라고 생각을 했던 것 같다. 이 역시 언니의 마음을 보려는 시도를 못 한 것이다. 잠자리에 누워 언니의 문자를 다시 떠올렸지만, 답장하지는 않았다. 그 순간이었을까. 그때 언니가 날 마지막으로 불렀던 것은 아니었을까. 그때 아이들을 재우고 전화했으면, 그런 일이 안 일어났을까.

  언니의 아버지께 연락받다. 언니가 병원에 있다고 했다. 물어볼 것이 있다고 하셔서 아이 둘을 업고 찾아갔다. 언니가 위중한 상태이기에 만날 수는 없다고 하셨다. 나는 어쩐지, 언젠가 일어날 것만 같은 일이 일어났다고 생각해버리고 말았다. 언니의 아버지와 헤어지고 난 후, 이상한 느낌에 사로잡혀 직접 확인해야만 한다고 생각했다. 응급실 근처 안내소를 찾아갔다. 어젯밤에 실려 온 응급환자는 없다고 했다. 언니는 분명 이 병원에 있는데, 그런 형태로 왔을 텐데, 그런 환자가 없었다는 것이다. 아이를 하나씩 업고 안은 채로 불길한 기분에 휩싸여 나는 장례식장 건물을 찾아 걸었다. 그곳에는 웨딩드레스를 입고서 활짝 웃고 있는 언니의 사진이 걸려 있었다.

다음날 경찰서에 전화를 걸었다. 나는 언제 어떻게 그런 일이 일어났는지 제대로 알고 있어야 한다고 생각했다. 그날 밤이었을까. 내가 응답하지 않았던 그날 밤이었을까. 경찰은 알려줄 수 없다고 했다. 나중에 찾아간 집에서 부서진 물건들과 흩어져 있는 약들을 보며 언니가 어떤 상황이었는지 짐작만 해볼 뿐이었다. 그 약들이 언니를 돕지 못했다는 것은 자명했다.

나에게만큼은 모두 다 얘기해 줘야 한다고 생각한다며, 예비 신랑분이 알 듯 말 듯한 말을 남겼다. 나는 기다렸으나, 차마 그 것이 무엇인지 먼저 묻지 못했다. 그저 대학시절부터 언니가 키우던 장모치와와를 데려올 뿐이었다. 그게 언니에게 이제 와서 그나마 내가 할 수 있는 일이라고 생각됐기 때문이었다.

그런데 여기서도 나의 바보 같은 판단들이 이어졌다. 강형욱의 프로그램을 보며 어설프게 잘못 익힌 지식을 당위적으로 적용하는 것이었다. 이빨이 빠져 혀를 밖으로 내밀고 있는 노견을 매일 두세 시간씩 산책을 시켰다. 기존에 마당에서 키우던 강아지처럼 자유롭게 드나들어야 한다며, 문을 열어둔 채 생활했다. 하지만, 낯선 곳에 던져진 개는 다시 돌아오지 못했다. 뒤늦게 전단을 붙여도 소용없었다.

다른 사람의 믿음을 어설프게 왜곡해서 차용한 결과였다. 아마 나는 나의 아이들도 그런 식으로 키우고 있었을 것 같다. 언니와도 그런 식으로 답답한 소통을 했을 것이다. 나의 부주의함과 불성실함, 때때로 뾰족하고 날이 서게 언니를 대했던 많은 시간을 원망했다. 그러면서도 언니와 겹치지 않는 나의 삶의 부분들을 지켜내려 애썼다. 동시에 나는 계속해서 내가 미웠고, 일도 관계도 모두 자신이 없었다. 그저 살아있다는 책임을 하루하루 다할 뿐이었다.

나도 약사였고, 언니도 약사였다. 이 얼마나 허망한 상황인가. 졸피뎀 성분 신경안정제의 몽유 부작용은 익히 알고 있었고, 심지어 새내기 약사 시절 직접 내 입으로 그 부분에 대한 복약지도를 하기도 했었다. 그러면서도 상상조차 못 했었다. 몽유 상태로 자살 시도가 가능하다는 것을. 한밤중에 언니에게 걸려 온 전화를 받은 적이 몇 번 있었다. 하지만 나는 언니의 아픔으로 인한 의료상의 선택을 그대로 받아들였고, 모든 약에는 부작용이 있으니 필요에 따라 감당하는 것이라며 안일하게 판단했었다. 함께 술을 마신 친구가 행한 일들을 예의상 모른 척해주는 정도로 생각했던 것 같다.

졸피뎀뿐만 아니라 사실 대부분의 향정신성 의약품들에는 '위약에 비해 자살 충동과 행동의 위험도를 증가시킨다는 보고가 있다'라고 부작용이 기재되어 있다. 의료계에서는 그 사실을 알면서도 최악을 막기 위한 방편이라고 생각하며 용인하는 측면이 있다. 언니의 경우처럼 정신과 약을 복용하다가 목숨을 끊는 사람들이 많이 있다는 것을 안다. 마음이 아파서 그런 선택을 했다고 생각하기 쉽지만, 왜 약을 먹는데도 상황이 더 나아지지 않았을까? 하물며 왜 그런 결과가 나왔을까? 라는 의문을 던져볼 필요가 있다고 생각한다. 이러한 내용들은 제약회사를 상대로 소송을 통해 알리는 것 외에는 따로 피해를 호소할 데도 없다. 약품의 인서트지에 제공되는 자살 사고에 대한 언급도 사실은 이런 소송 문제를 피하기 위한 제약회사의 방어책이다.

사망 사고가 일어나면 일단 경찰서에서 출동해야 한다는 것을 언니의 죽음을 통해 알게 되었다. 조사하는 과정에서 사망자들의 향정신성 의약품 복용 여부에 대한 의무 기록을 해나가면 어떨까. 아직 기전이 분명히 밝혀지지 않은 약물과 관련하여 벌어지는 위험한 상황들에 대해서 누군가는 견제해 나가야 하지 않을까. 이 문제에 대해서 제약업계와 의료계에서는 스스로 점검할 수가 없을 것이다. 이해관계가 어긋나기 때문이다. 하지만 누군가는 해야 할 의미가 있는 일이라고 생각한다. 약으로 통제하려는 정신의학계와 입장을 달리할 환자의 삶의 참여를 독려해줄 심리학계의 목소리가 필요하고, 자본의 논리에서 벗어나지 못하는 제약업계와 입장을 달리할 행정적인 관심이 필요하다고 생각한다.

내 마음을 읽고, 내 삶을 책임진다는 것

황상민 박사님과 지난 시간을 살펴보는 상담이 아니었다면, 나는 나의 상황인식을 고집한 채 과거의 실타래를 아직도 풀지 못하고 있었을 것 같다. 비슷한 선택을 반복한 채, 내 삶을 더 헝클어 내고 있었을 수도 있다. 상담 회기를 거듭하면서 때로는 도망갈 퇴로를 끊어내느라 모진 말씀도 기꺼이 해주셨다. 때로는 잠자리에서 누워 듣던 옛이야기들과 같은 포근한 자극과 영감을 주시기도 했다. 이 책의 에피소드들은 모두 실제 경험을 적은 것이지만, 번외 편 에피소드는 힘들고 방황하던 지난날의 어린 나를, 마음약방의 손님으로 맞이해서 이야기를 나눠보라는 재미있는 상담 과제 덕에 이루어졌다.

원고 작업 중간에 대한약사회 교육을 연수하지 않았다고, 면허 정지 통지서가 날아왔다. 내가 그렇게 부정하고 싶었던 약사 면허였는데, 순간 위기감이 느껴졌다. 내가 지금의 가치조차도 잃을지 모른다는 두려움을 안겨 주었다.

나는 이것을 새로운 계기로 삼아 보기로 했다. 20대 때처럼 아무 생각 없이 세상의 질서에 따르는 것이 아니라, 스스로 뚜렷한 이유를 가지고 약사를 선택해보기로 했다. 인체 생리 현상에 관련된 물질과 그에 대한 지식만을 다루고 전달하는 약사가 아닌, 사람의 마음과 아픔 그 자체를 보는 약사. 그렇게 나는 내가 얻고 싶은 배움의 필요를 확인하며 연수를 이행했다.

마음과 마음이 이어지는 세상

인생의 다채로운 질곡을 우스꽝스럽고 환상적으로 그려낸 우디 앨런의 영화를 좋아한다. 그의 방이 소개된 것을 본 적이 있는데, 햇살이 드는 창 옆에 침대와 책상이 있는 단출한 방이었다. 자다 깨서도 바로 떠오르는 것들을 적는다고 했다. 그렇게 완성된 멋진 시나리오임에도 불구하고 촬영장에 가면 배우들에게 대본을 잊고, 그 배우가 하고 싶은 대사를 하라고 요구한다. 그리하여 배우가 장면에서 생각하고 느끼는 자연스러운 말들이 내뱉어지고, 재미있게도 유독 우디 앨런의 영화에서 배우들은 상을 곧잘 받는다. 한 사람이 자기가 믿고 있는 것을 자연스럽게 표현할 때, 얼마나 진정성 있는 울림으로 다가오고, 원하는 효과를 낼 수 있는지 보여주는 대목이라고 생각한다.

약사 생활을 다시 시작하면서 잠시 스터디 '나눔' 강연에 참여했던 적이 있다. 후배 약사의 강연이 있었는데, 약국에 오는 손님들에게 먼저 약을 권할 것이 아니라 질문을 하라는 인상적인 강연이었다. 그 사람이 생각하고 먹고 싶어 하는 약이 이미 그 사람에게 있다는 것이다. 그렇게 그 사람의 마음을 확인하는 것이 먼저이고 그것의 적절성을 판단한 후 건네주는 편이 훨씬 매약이 잘 이루어졌다는 내용이었다. 이 역시 자신의 마음으로 다른 사람의 마음을 마주한 한 예라고 볼 수 있다고 생각한다.

나는 약사라는 직업을 가지고 약국에서 사람들의 마음을 살펴보는 일을 하고 있지만, 어떤 직업이든 관계없이 우리는 마음과 마음이 닿을 수 있는 활동을 할 수 있다고 생각한다. 그렇게 함으로써 우리는 형식적인 지식의 틀에 갇히지 않은 채로, 각자의 실제 삶의 문제와 아픔들을 해결해나가고 도울 수 있을 거라 믿는다. 함께 마음을 표현하고, 누군가의 마음이 또 다른 누군가의 마음에 스며들 수 있다면 좋겠다. 이슬과 이슬이 만나 함께 땅을 촉촉이 적시고 생명을 길러내듯이. 그렇게 서로의 마음이 연결되는 세상을 만들 수 있지 않을까. 그대가 어디에서 있든, 무엇을 하든.

마음약방의
의미

〈마음약방〉이라는 책의 진정한 의미는 작가인 '뮤약사' 선생의 매력이 드러나 있는 것도 있지만, 무엇보다 약사 일을 하는 사람이 자신의 정체성과 삶의 의미를 새롭게 발견하는 다양한 사례를 잘 알려준다는 것입니다. 무슨 일이든 하는 사람이 WPI를 통해 몸과 마음의 관계, 그리고 우리가 겪는 아픔의 정체가 무엇인지를 발견하면서, 자기 삶에서 일어나는 변화를 감동적인 이야기로 잘 풀어내었어요.

누구나 자신이 하는 일에서 마음을 읽어보려 할 때 그 일이 얼마나 달라지는지를 분명히 체험하지요. 또 자기 마음을 알게 되면, 어떤 일을 하는 사람이든 자신이 하는 일에서 만나는 사람들의 마음을 읽어주는 것으로 많은 사람들에게 힘을 주는 삶을 살 수 있어요.

'뮤약사' 선생이 WPI 전문가 과정과 WPI심리 상담모델에 의한 상담을 받은 경험을 통해 이루어진 〈마음약방〉이라는 아름다운 경험들이 이 책에서 너무나 잘 나타난 듯합니다. 〈마음약방〉은 WPI 상담을 통해 한 사람의 변화가 얼마나 크게 일어나는지를 잘 보여주는 사례라고 할 수 있지요.

황상민
[WPI 심리상담·코칭센터 대표 상담사]

마음약방

약을 찾는 사람들과
약 대신 그들의 마음을 살펴보려는 어떤 약사의 이야기

초판 1쇄	발행 2023년 02월 06일
지은이	뮤약사
펴낸이·책임편집	황상민
디자인·일러스트	김지연
교정·교열	배유진, 김지연
펴낸 곳	WPI 심리상담·코칭센터
출판등록	2021년 11월 16일 제2021-000132호
주소	서울특별시 종로구 창덕궁3가길 9
전화	02-6263-2440
팩스	02-6207-7431
이메일	sherlockwhang@gmail.com
ISBN	979-11-976926-1-1 (03510)

마음읽기 는 WPI 심리상담·코칭센터의 출판 브랜드입니다.